Isabella Fischer

Ricette Vegetariane

Un Viaggio Gustoso e Salutare nella Cucina Veggie

Copyright © 2023 di Isabella Fischer

Tutti i diritti riservati.

Nessuna parte di questo libro può essere riprodotta in qualsiasi forma senza il permesso scritto dell'editore o dell'autore, ad eccezione di quanto consentito dalla legge sul copyright italiano

Sommario

Introduzione alla dieta vegetariana.. 5

Antipasti, insalate e colazione 9

Zuppe 73

Piatti Principali 95

Dessert e Dolci.. 137

Introduzione alla dieta vegetariana

La dieta vegetariana è una scelta alimentare che esclude la carne e il pesce, ma include una varietà di alimenti a base vegetale come verdure, frutta, cereali, legumi, semi e noci. Questa dieta è stata oggetto di numerosi studi e ricerche scientifiche che hanno dimostrato diversi benefici per la salute umana.

Uno dei principali vantaggi della dieta vegetariana è il suo impatto positivo sulla salute cardiaca. Numerosi studi hanno riscontrato che le persone che seguono una dieta vegetariana hanno un minor rischio di sviluppare malattie cardiovascolari, come l'ipertensione e l'aterosclerosi. Ciò è attribuibile in parte all'alto contenuto di fibre, antiossidanti e grassi sani presenti nella dieta vegetariana. Le fibre delle piante aiutano a ridurre i livelli di colesterolo nel sangue, mantenendo così il cuore sano.

La dieta vegetariana è anche associata a un minor rischio di obesità e diabete di tipo 2. Poiché questa dieta è generalmente ricca di alimenti ad alta densità nutritiva ma a basso contenuto calorico, può aiutare a controllare il peso e a prevenire l'accumulo di grasso corporeo. Inoltre, il basso consumo di carboidrati raffinati e zuccheri presenti nella dieta vegetariana può contribuire a mantenere stabili i livelli di zucchero nel sangue, riducendo così il rischio di sviluppare il diabete di tipo 2.

La dieta vegetariana è anche associata a un minor rischio di alcune forme di cancro, come il cancro al colon e il cancro alla prostata. Le diete ricche di fibre e antiossidanti delle piante possono aiutare a proteggere le cellule dai danni dei radicali liberi, riducendo il rischio di formazione di tumori. Inoltre, alcune ricerche suggeriscono che la dieta vegetariana può contribuire a regolare i livelli ormonali, riducendo così il rischio di alcuni tipi di cancro sensibili agli ormoni.

La dieta vegetariana può anche aiutare a migliorare la salute generale del sistema digestivo. Le fibre delle piante aiutano a mantenere una regolare funzionalità intestinale, prevenendo la stitichezza e promuovendo la crescita di batteri benefici nel tratto gastrointestinale. Ciò può contribuire a ridurre il rischio di patologie digestive, come la sindrome dell'intestino irritabile e la diverticolite.

Infine, la dieta vegetariana può contribuire a una maggiore longevità e qualità della vita. Diverse ricerche hanno suggerito che seguire una dieta a base vegetale può essere associato a una maggiore longevità e a un minor rischio di malattie croniche che possono influire sulla qualità della vita in età avanzata.

Tuttavia, è importante sottolineare che, per ottenere tutti i benefici per la salute dalla dieta vegetariana, è fondamentale pianificare adeguatamente i pasti in modo da garantire un adeguato apporto di nutrienti essenziali come proteine, ferro, calcio, vitamina B12 e Omega-3. Una dieta bilanciata e varia che includa una vasta gamma di alimenti vegetali può fornire tutti i nutrienti necessari per una salute ottimale.

Da sottolineare l'impatto positivo della dieta vegetariana sull'ambiente, il quale è strettamente legato alla riduzione dell'uso delle risorse naturali e alla sostenibilità ambientale. La scelta di adottare una dieta a base vegetale rappresenta un passo significativo verso la tutela del nostro pianeta e delle sue risorse.

La produzione di carne richiede un'enorme quantità di terra, acqua e cibo per il bestiame. Questa intensa attività agricola e zootecnica contribuisce in modo considerevole alle emissioni di gas serra e all'inquinamento ambientale, portando a una serie di problemi legati al cambiamento climatico e alla perdita di biodiversità.

Riducendo il consumo di carne e puntando invece su una dieta basata principalmente su cibi vegetali, possiamo ridurre la domanda di produzione zootecnica e agricola intensiva. Questo, a sua volta, si traduce in una minore deforestazione per far spazio alle terre agricole e allevamenti, preservando così le preziose foreste pluviali e le loro funzioni ecologiche cruciali.

La diminuzione dell'allevamento e della produzione di carne riduce anche la quantità di metano prodotta dagli animali, poiché il bestiame è una fonte significativa di emissioni di questo potente gas serra. La riduzione delle emissioni di gas serra aiuta a limitare il riscaldamento globale e contribuisce agli sforzi internazionali per combattere il cambiamento climatico.

Inoltre, la dieta vegetariana promuove l'uso sostenibile delle risorse idriche. L'allevamento del bestiame richiede ingenti quantità di acqua, sia per l'abbeveraggio degli animali che per la coltivazione di foraggio e cereali per l'alimentazione. Concentrandoci su alimenti vegetali, possiamo ridurre la pressione sulla disponibilità di acqua dolce, una risorsa essenziale ma spesso limitata in molte regioni del mondo.

La riduzione del consumo di carne e l'incentivazione di una dieta vegetariana possono anche contribuire a combattere l'inquinamento delle acque. Gli scarichi delle attività di allevamento contengono spesso sostanze chimiche nocive e residui di antibiotici, che possono avere un impatto negativo sulla qualità delle acque superficiali e sotterranee. Riducendo la produzione di carne, possiamo ridurre il rilascio di queste sostanze nell'ambiente, contribuendo alla conservazione degli ecosistemi acquatici.

La diffusione della dieta vegetariana può influenzare positivamente l'intera società, incoraggiando una maggiore consapevolezza sull'importanza della sostenibilità ambientale e della protezione dell'ambiente. La consapevolezza dell'impatto delle nostre scelte alimentari può stimolare una maggiore attenzione verso un consumo responsabile e un sistema alimentare più equo ed ecologico.

La scelta di adottare una dieta vegetariana, sia essa ovolattovegetariana (che include uova e latticini) o vegana (senza derivati animali), può essere quindi motivata da diverse ragioni, come la salute, l'ambiente, l'etica e la sostenibilità. È un passo verso un approccio più consapevole nei confronti del cibo e del nostro impatto sul pianeta.

La cucina vegetariana offre una vasta gamma di opzioni gustose e nutrienti, che sono accessibili a tutti e si basano sull'uso creativo di ingredienti vegetali. Questo libro di ricette mira a fornire una panoramica di piatti appetitosi sia per chi abbraccia la dieta vegetariana per motivi etici, ambientali o di salute, sia per coloro che desiderano esplorare nuovi orizzonti culinari.

Incorporando una maggiore varietà di alimenti vegetali nella nostra dieta, possiamo sperimentare sapori unici e nutrirci in modo equilibrato. Le ricette qui presentate, sia per vegetariani che per vegani, dimostrano che la cucina a base vegetale non solo è gustosa, ma può anche essere altamente nutritiva, fornendo tutti i nutrienti essenziali di cui il nostro corpo ha bisogno.

Sia che siate già appassionati di cucina vegetariana o che stiate appena iniziando ad esplorare questa opzione, spero che questo libro vi ispiri a sperimentare nuove ricette, scoprire ingredienti diversi e scoprire il piacere di cucinare con amore e attenzione.

La cucina vegetariana è un'opportunità per celebrare la diversità del mondo vegetale e scoprire l'infinita creatività che si nasconde nei cibi di origine vegetale. Ogni piatto può diventare un'opera d'arte culinaria, in cui i colori, i sapori e le texture si fondono per creare esperienze gustative uniche.

Buon appetito e buon viaggio verso una cucina a base vegetale più sostenibile e deliziosa!

Antipasti, insalate e colazione

Antipasto di Bruschette al Pomodoro e Basilico

Grado di difficoltà: **Facile**   Tempi di preparazione: **15 min**

Porzioni: **4 persone**

Ingredienti:

- 4 fette di pane rustico (pane toscano, ciabatta o baguette)

- 2-3 pomodori maturi, tagliati a cubetti

- 1 spicchio d'aglio, sbucciato e tagliato a metà

- Foglie di basilico fresco, tritate grossolanamente

- 2 cucchiai di olio d'oliva extra vergine

- Sale e pepe nero q.b.

Fasi di preparazione:

1. *Preparazione del pane.* Griglia le fette di pane su una piastra calda o sulla griglia finché diventano leggermente croccanti e dorati su entrambi i lati.

2. *Preparazione del condimento.* Prepara un condimento semplice mescolando l'olio d'oliva, i cubetti di pomodoro e le foglie di basilico in una ciotola. Aggiusta di sale e pepe nero a piacere.

3. *Preparazione delle bruschette.* Ruba leggermente la parte tagliata dello spicchio d'aglio su ciascuna fetta di pane grigliata. Questo donerà un delicato aroma d'aglio al pane.

4. *Condimento delle bruschette.* Distribuisci il condimento di pomodoro e basilico uniformemente sulle fette di pane grigliate.

5. *Guarnizione.* Aggiungi un'ulteriore foglia di basilico fresco in cima a ciascuna bruschetta per una presentazione invitante.

6. *Servizio.* Disponi le bruschette al pomodoro e basilico su un piatto da portata e servile come delizioso antipasto per accompagnare i pasti principali o come stuzzichino in un buffet.

Tabella con le informazioni nutrizionali approssimative per una porzione:

Nutriente	Quantità per porzione
Calorie	120 kcal
Grassi	5 g
Carboidrati	16 g
Proteine	2 g
Fibre	2 g
Zuccheri	12 g

Antipasto di Caprese al Pesto di Rucola

Grado di difficoltà: **Facile**   Tempi di preparazione: **15 min**

Porzioni: **2-4 persone**

Ingredienti:

- 2 mozzarelle di bufala (o mozzarella vegana per una versione vegan), tagliate a fette

- 2 pomodori maturi, tagliati a fette

- Foglie di rucola fresca

- 1/4 di tazza di noci

- 2 cucchiai di parmigiano grattugiato (o formaggio vegano per una versione vegan)

- 2 cucchiai di olio d'oliva extra vergine

- Succo di mezzo limone

- Sale e pepe nero q.b.

Fasi di preparazione:

1. *Preparazione del pesto di rucola.* In un mixer o robot da cucina, frulla insieme le foglie di rucola, le noci, il parmigiano grattugiato (o formaggio vegano), l'olio d'oliva e il succo di limone fino a ottenere una crema omogenea. Aggiusta di sale e pepe nero a piacere.

2. *Assemblaggio della Caprese.* Su un piatto da portata, alterna fette di mozzarella e pomodoro, sovrapponendo leggermente gli ingredienti.

3. *Condimento con il pesto di rucola.* Versa il pesto di rucola sopra le fette di mozzarella e pomodoro, creando un sottile strato di condimento su ciascuna fetta.

4. *Guarnizione.* Guarnisci l'antipasto di Caprese al pesto di rucola con alcune foglie di rucola fresca e noci intere per una presentazione accattivante.

5. *Servizio.* Servi l'antipasto di Caprese come piatto raffinato e delizioso per iniziare un pasto speciale o per accompagnare una cena con amici e famiglia.

Tabella con le informazioni nutrizionali approssimative per una porzione:

Nutriente	Quantità per porzione
Calorie	250 kcal
Grassi	21 g
Carboidrati	7 g
Proteine	9 g
Fibre	2 g
Zuccheri	2 g

Antipasto di Hummus alle Olive con Crudité di Verdure

Grado di difficoltà: **Facile**   Tempi di preparazione: **15 min**

Porzioni: **4-6 persone**

Ingredienti per l'hummus alle olive:

- 400 g di ceci cotti (in scatola o lessati)

- 1/4 di tazza di olive nere denocciolate

- 3 cucchiai di tahini (pasta di sesamo)

- Succo di 1 limone

- 2 spicchi d'aglio

- 3 cucchiai di olio d'oliva extra vergine

- 1 cucchiaino di cumino in polvere

- Sale e pepe nero q.b.

- Acqua q.b. (circa 60 ml)

Ingredienti per le crudité di verdure:

- 1 carota, tagliata a bastoncini

- 1 cetriolo, tagliato a bastoncini

- 1 gambo di sedano, tagliato a bastoncini

- 1 peperone rosso, tagliato a bastoncini

- 1 peperone giallo, tagliato a bastoncini

Fasi di preparazione:

1. *Preparazione dell'hummus alle olive.* In un frullatore o robot da cucina, unisci i ceci cotti, le olive nere, il tahini, il succo di limone, gli spicchi d'aglio, l'olio d'oliva e il cumino in polvere. Frulla gli ingredienti fino a ottenere una crema liscia e omogenea. Se l'hummus risulta troppo denso, aggiungi gradualmente un po' di acqua (circa 1-2 cucchiai alla volta) fino a raggiungere la consistenza desiderata. Aggiusta di sale e pepe nero a piacere.

2. *Preparazione delle crudité di verdure.* Taglia le verdure (carota, cetriolo, sedano e peperoni) a bastoncini di dimensioni simili.

3. *Servizio.* Trasferisci l'hummus alle olive in una ciotola da portata e disporre le crudité di verdure intorno ad essa. Servi come antipasto sano e gustoso per accompagnare i pasti o come snack durante un aperitivo.

Tabella con le informazioni nutrizionali approssimative per una porzione:

Nutriente	Quantità per porzione
Calorie	200 kcal
Grassi	13 g
Carboidrati	19 g
Proteine	7 g
Fibre	6 g
Zuccheri	4 g

Antipasto di Crostini con Hummus di Ceci e Verdure Grigliate

Grado di difficoltà: **Medio**   Tempi di preparazione: **40 min**

Porzioni: **2-4 persone**

Ingredienti:

- 4 fette di pane rustico (pane toscano, ciabatta o baguette)

- 400 g di ceci cotti (in scatola o lessati)

- 3 cucchiai di tahini (pasta di sesamo)

- Succo di 1 limone

- 2 spicchi d'aglio

- 3 cucchiai di olio d'oliva extra vergine

- 1 cucchiaino di cumino in polvere

- Sale e pepe nero q.b.

- 1 zucchina, tagliata a fette sottili

- 1 melanzana, tagliata a fette sottili

- 1 peperone rosso, tagliato a listarelle

- 2 cucchiai di olio d'oliva

- Sale e pepe nero q.b.

- Prezzemolo fresco tritato per guarnire

Fasi di preparazione:

1. *Preparazione dell'hummus di ceci.* In un frullatore o robot da cucina, frulla i ceci cotti, il tahini, il succo di limone, gli spicchi d'aglio, l'olio d'oliva extra vergine e il cumino in polvere fino a ottenere una crema liscia e omogenea. Aggiusta di sale e pepe nero a piacere. Se l'hummus risulta troppo denso, puoi aggiungere un po' d'acqua per ottenere la consistenza desiderata.

2. *Preparazione delle verdure grigliate.* Scalda una griglia o una padella antiaderente e spennella le fette di zucchina, melanzana e peperone con olio d'oliva, sale e pepe. Griglia le verdure fino a quando risultano teneri e leggermente affumicati.

3. *Preparazione dei crostini.* Griglia le fette di pane su una piastra calda o sulla griglia finché diventano leggermente croccanti e dorati su entrambi i lati.

4. *Assemblaggio dei crostini.* Spalma una generosa quantità di hummus di ceci su ciascuna fetta di pane grigliato. Disponi sopra le fette di zucchina, melanzana e peperone grigliati.

5. *Guarnizione.* Spolvera i crostini con prezzemolo fresco tritato per una presentazione colorata e invitante.

6. *Servizio.* Servi questo antipasto per iniziare un pasto con gusto e creatività.

Tabella con le informazioni nutrizionali approssimative per una porzione:

Nutriente	Quantità per porzione
Calorie	250 kcal
Grassi	16 g
Carboidrati	25 g
Proteine	8 g
Fibre	6 g
Zuccheri	3 g

Antipasto di Crostini con Formaggi e Marmellata di Peperoni

Grado di difficoltà: **Medio**   Tempi di preparazione: **25 min**

Porzioni: **2-4 persone**

Ingredienti:

- 4 fette di pane rustico (pane toscano, ciabatta o baguette)

- 100 g di formaggio di capra morbido

- 100 g di formaggio cremoso (tipo philadelphia)

- 1/2 tazza di formaggio grattugiato (es. parmigiano, pecorino o grana padano)

- 2 peperoni (rossi e gialli), lavati e tagliati a listarelle

- 2 cucchiai di olio d'oliva

- 1 cucchiaio di aceto balsamico

- 1 cucchiaino di zucchero

- Sale e pepe nero q.b.

- Prezzemolo fresco tritato per guarnire

Fasi di preparazione:

1. *Preparazione della marmellata di peperoni.* In una padella, scalda 1 cucchiaio di olio d'oliva a fuoco medio e aggiungi le listarelle di peperoni. Aggiusta di sale e pepe nero a piacere. Cuoci i peperoni per

10-12 minuti, mescolando occasionalmente, finché diventano morbidi e leggermente caramellati. Aggiungi l'aceto balsamico e lo zucchero, mescola bene e cuoci per altri 2-3 minuti finché il liquido si riduce e i peperoni si caramellano ulteriormente. Lascia raffreddare la marmellata di peperoni.

2. *Preparazione dei crostini.* Griglia le fette di pane su una piastra calda o sulla griglia finché diventano leggermente croccanti e dorati su entrambi i lati.

3. *Assemblaggio dei crostini.* In una ciotola, mescola il formaggio di capra morbido con il formaggio cremoso fino a ottenere una crema omogenea. Spalma una generosa quantità di questa crema sui crostini grigliati.

4. *Condimento con formaggio grattugiato.* Spolvera i crostini con il formaggio grattugiato (es. parmigiano, pecorino o grana padano).

5. *Aggiunta della marmellata di peperoni.* Distribuisci la marmellata di peperoni sui crostini con formaggi.

6. *Guarnizione.* Spolvera i crostini con prezzemolo fresco tritato per una presentazione colorata e invitante.

7. *Servizio.* Servi gli antipasti di crostini con formaggi e marmellata di peperoni come deliziosa selezione di sapori, perfetta per accompagnare un aperitivo o per iniziare una cena speciale.

Tabella con le informazioni nutrizionali approssimative per una porzione:

Nutriente	Quantità per porzione
Calorie	220 kcal
Grassi	15 g
Carboidrati	15 g
Proteine	9 g
Fibre	1 g
Zuccheri	3 g

Antipasto di Crostini con Pesto di Pomodori Secchi e Formaggio di Capra

Grado di difficoltà: **Facile**   Tempi di preparazione: **20 min**

Porzioni: **2-4 persone**

Ingredienti:

- 4 fette di pane rustico (pane toscano, ciabatta o baguette)

- 100 g di formaggio di capra fresco o semi-stagionato

- 50 g di pomodori secchi sott'olio

- 2 cucchiai di noci tritate

- 2 cucchiai di olio d'oliva extra vergine

- 1 spicchio d'aglio, sbucciato

- Sale e pepe nero q.b.

- Foglie di basilico fresco per guarnire

Fasi di preparazione:

1. *Preparazione del pesto di pomodori secchi.* In un mixer o robot da cucina, frulla i pomodori secchi sott'olio con le noci tritate, l'olio d'oliva extra vergine, lo spicchio d'aglio, sale e pepe nero fino a ottenere un pesto cremoso e omogeneo.

2. *Preparazione dei crostini.* Griglia le fette di pane su una piastra calda o sulla griglia finché diventano leggermente croccanti e dorati su entrambi i lati.

3. *Condimento dei crostini.* Spalma generosamente il pesto di pomodori secchi sui crostini grigliati.

4. *Aggiunta del formaggio di capra.* Disponi alcune fettine di formaggio di capra fresco o semi-stagionato sopra il pesto di pomodori secchi.

5. *Guarnizione.* Guarnisci i crostini con foglie di basilico fresco per una presentazione colorata e invitante.

6. *Servizio.* Servi gli antipasti di crostini con pesto di pomodori secchi e formaggio di capra come gustosa entrata, perfetta per accompagnare un aperitivo o per iniziare una cena con stile.

Tabella con le informazioni nutrizionali approssimative per una porzione:

Nutriente	Quantità per porzione
Calorie	180 kcal
Grassi	12 g
Carboidrati	15 g
Proteine	7 g
Fibre	2 g
Zuccheri	2 g

Antipasto di Tofu con Pomodorini e Basilico

Grado di difficoltà: **Facile**   Tempi di preparazione: **15 min**

Porzioni: **2-4 persone**

Ingredienti:

- 200 g di tofu, tagliato a cubetti

- 1 tazza di pomodori ciliegini, tagliati a metà

- Foglie di basilico fresco

- 2 cucchiai di olio d'oliva extra vergine

- 1 cucchiaio di aceto balsamico

- 1 cucchiaino di aglio in polvere

- Sale e pepe nero q.b.

Fasi di preparazione:

1. *Preparazione del tofu.* Taglia il tofu in cubetti e mettili su un piatto coperto da carta assorbente per asciugarli leggermente.

2. *Preparazione dei pomodorini.* Lavali accuratamente e tagliali a metà.

3. *Assemblaggio dell'antipasto.* In una ciotola, unisci i cubetti di tofu con i pomodorini tagliati a metà e le foglie di basilico fresco.

4. *Preparazione della vinaigrette.* In una piccola ciotola, mescola l'olio d'oliva extra vergine, l'aceto balsamico, l'aglio in polvere, sale e pepe nero. Mescola bene per emulsionare la vinaigrette.

5. *Condimento dell'antipasto.* Versa la vinaigrette sull'antipasto di tofu e pomodorini. Mescola delicatamente per distribuire la vinaigrette in modo uniforme.

6. *Servizio.* Servi l'antipasto di tofu con pomodorini e basilico come deliziosa entrata, perfetta per accompagnare un aperitivo o per iniziare una cena speciale.

Tabella con le informazioni nutrizionali approssimative per una porzione:

Nutriente	Quantità per porzione
Calorie	135 kcal
Grassi	9 g
Carboidrati	7 g
Proteine	7 g
Fibre	2 g
Zuccheri	2 g

Antipasto di Pomodori e Mozzarella con Pesto alla Genovese

Grado di difficoltà: **Facile**   Tempi di preparazione: **15 min**

Porzioni: **2-4 persone**

Ingredienti:

- 2-3 pomodori maturi, tagliati a fette

- 200 g di mozzarella di bufala, tagliata a fette

- Foglie di basilico fresco

- 2 cucchiai di olio d'oliva extra vergine

- 1 cucchiaio di aceto balsamico

- Sale e pepe nero q.b.

Per il Pesto alla Genovese:

- 2 tazze di foglie di basilico fresco

- 1/2 tazza di formaggio grana padano o parmigiano grattugiato

- 1/3 di tazza di noci o pinoli

- 2-3 spicchi d'aglio

- 1/2 tazza di olio d'oliva extra vergine

- Sale e pepe nero q.b

Fasi di preparazione:

1. *Preparazione del Pesto alla Genovese.* In un mixer o robot da cucina, frulla insieme le foglie di basilico fresco, il formaggio grattugiato, le noci o pinoli, gli spicchi d'aglio, l'olio d'oliva, sale e pepe nero fino a ottenere una salsa cremosa. Aggiusta di sale e pepe a piacere.

2. *Preparazione dei pomodori e mozzarella.* Taglia i pomodori e la mozzarella a fette.

3. *Assemblaggio dell'antipasto.* Su un piatto da portata, alterna le fette di pomodori e mozzarella. Aggiungi foglie di basilico fresco tra le fette.

4. *Condimento.* Versa l'olio d'oliva extra vergine e l'aceto balsamico sull'antipasto di pomodori e mozzarella.

5. *Aggiunta del Pesto alla Genovese.* Distribuisci il Pesto alla Genovese sulle fette di mozzarella e pomodoro.

6. *Servizio.* Servi l'antipasto di pomodori e mozzarella con pesto alla Genovese come deliziosa entrata, perfetta per accompagnare un aperitivo o per iniziare una cena speciale.

Tabella con le informazioni nutrizionali approssimative per una porzione:

Nutriente	Quantità per porzione
Calorie	230 kcal
Grassi	19 g
Carboidrati	5 g
Proteine	11 g
Fibre	2 g
Zuccheri	2 g

Antipasto di Frittelle di Carote e Zucchine

Grado di difficoltà: **Medio**   Tempi di preparazione: **30 min**

Porzioni: **2-3 persone**

Ingredienti:

- 2 carote medie, sbucciate e grattugiate

- 1 zucchina media, grattugiata

- 1 uovo

- 1/4 di tazza di farina (puoi usare farina di grano o farina senza glutine per una versione gluten-free)

- 1/4 di tazza di formaggio grattugiato (ad esempio parmigiano o pecorino)

- 2 cucchiai di prezzemolo fresco tritato

- Sale e pepe nero q.b.

- Olio d'oliva per friggere

Fasi di preparazione:

1. Grattugia le carote e la zucchina utilizzando una grattugia a fori grossi. Spremi leggermente le verdure grattugiate con le mani per eliminare l'eventuale eccesso di liquido.

2. In una ciotola grande, unisci le carote e la zucchina grattugiate. Aggiungi l'uovo, la farina, il formaggio grattugiato e il prezzemolo tritato. Mescola bene fino a ottenere un composto omogeneo.

3. Aggiusta di sale e pepe nero a piacere per insaporire il composto.

4. Scalda una padella antiaderente e aggiungi abbastanza olio d'oliva da coprire il fondo della padella.

5. Prendi una porzione di impasto con un cucchiaio e trasferiscila nella padella calda. Appiattisci leggermente l'impasto per formare una frittella. Ripeti l'operazione fino a riempire la padella senza sovrapporre le frittelle.

6. Cuoci le frittelle a fuoco medio-basso per circa 2-3 minuti per lato o fino a quando diventano dorate e croccanti.

7. Una volta cotte, trasferisci le frittelle su un piatto foderato con carta assorbente per eliminare l'eccesso di olio.

8. Ripeti il processo finché tutto l'impasto non viene utilizzato.

9. Servi le frittelle di carote e zucchine calde come antipasto delizioso e salutare. Puoi accompagnare queste frittelle con una salsa di yogurt greco al limone o con una salsa di pomodoro per un tocco extra di sapore. Goditi le frittelle di carote e zucchine come antipasto nutriente e gustoso.

Tabella con le informazioni nutrizionali approssimative per una porzione:

Nutriente	Quantità per porzione
Calorie	165 kcal
Grassi	9 g
Carboidrati	16 g
Proteine	7 g
Fibre	2 g
Zuccheri	3 g

Antipasto: Terrina di Verdure Grigliate con Salsa al Basilico

Grado di difficoltà: **Alto**   Tempi di preparazione: **85 min**

Porzioni: **4-6 persone**

Ingredienti per la terrina di verdure:

- 2 melanzane, tagliate a fette lunghe

- 2 zucchine, tagliate a fette lunghe

- 1 peperone rosso, tagliato a strisce

- 1 peperone giallo, tagliato a strisce

- 1 cipolla rossa, tagliata a fette sottili

- 3 cucchiai di olio d'oliva extra vergine

- Sale e pepe nero q.b.

Per la salsa al basilico:

- 1 tazza di foglie di basilico fresco

- 1/2 tazza di noci

- 1 spicchio d'aglio

- 1/4 di tazza di formaggio grattugiato (es. parmigiano o pecorino) (opzionale per versione vegana)

- 1/2 tazza di olio d'oliva extra vergine

- Succo di 1/2 limone

- Sale e pepe nero q.b.

Fasi di preparazione:

1. Preparazione delle verdure. Scalda una griglia o una piastra antiaderente. Spennella le fette di melanzane e zucchine con un po' di olio d'oliva e grigliale fino a quando sono tenere e leggermente dorati. Griglia anche le strisce di peperoni fino a quando sono leggermente carbonizzate e morbide. Una volta grigliate tutte le verdure, condiscile con sale e pepe nero e lasciale raffreddare.

2. Assemblaggio della terrina. Prepara uno stampo da plumcake foderandolo con carta da forno. Inizia a disporre uno strato di melanzane sul fondo, seguito da uno strato di zucchine, peperoni e cipolla rossa. Continua ad alternare gli strati fino a riempire completamente lo stampo. Pressa leggermente le verdure con un cucchiaio per compattarle.

3. Cottura della terrina. Copri la terrina con un foglio di carta d'alluminio e cuoci in forno preriscaldato a 180°C per circa 25 minuti. Una volta cotta, lascia raffreddare la terrina a temperatura ambiente e poi mettila in frigorifero per almeno 2 ore per farla rassodare.

4. Preparazione della salsa al basilico. In un mixer o robot da cucina, frulla insieme le foglie di basilico, le noci, lo spicchio d'aglio, il formaggio grattugiato (se usato), l'olio d'oliva e il succo di limone. Aggiusta di sale e pepe nero a piacere. Frulla fino a ottenere una salsa cremosa.

5. Servizio. Sforma la terrina di verdure grigliate su un piatto da portata e servila con la salsa al basilico. Taglia la terrina a fette e accompagna ciascuna fetta con una generosa quantità di salsa al basilico.

Tabella con le informazioni nutrizionali approssimative per una porzione:

Nutriente	Quantità per porzione
Calorie	320 kcal
Grassi	20 g
Carboidrati	30 g
Proteine	6 g
Fibre	8 g
Zuccheri	15 g

Insalata di Rucola, Noci e Formaggio di Capra

Grado di difficoltà: **Facile**   Tempi di preparazione: **15 min**

Porzioni: **2-4 persone**

Ingredienti:

- 100 g di rucola fresca

- 50 g di noci, leggermente tostate e tritate grossolanamente

- 100 g di formaggio di capra fresco o semi-stagionato, sbriciolato

- 1/4 di cipolla rossa, tagliata a fette sottili

- 2 cucchiai di olio d'oliva extra vergine

- 1 cucchiaio di aceto balsamico

- 1 cucchiaino di miele

- Sale e pepe nero q.b.

Fasi di preparazione:

1. *Preparazione dell'insalata.* In una ciotola grande, unisci la rucola, le noci tritate grossolanamente, il formaggio di capra sbriciolato e le fette sottili di cipolla rossa.

2. *Preparazione della vinaigrette.* In una piccola ciotola, mescola l'olio d'oliva extra vergine, l'aceto balsamico e il miele. Aggiusta di sale e pepe nero a piacere. Mescola bene per emulsionare la vinaigrette.

3. *Condimento dell'insalata.* Versa la vinaigrette sull'insalata di rucola, noci e formaggio di capra. Mescola delicatamente per distribuire la vinaigrette in modo uniforme.

4. *Guarnizione.* Aggiungi qualche noce tritata e alcune scaglie di formaggio di capra sulla parte superiore dell'insalata per una presentazione accattivante.

5. *Servizio.* Servi l'insalata di rucola, noci e formaggio di capra come antipasto leggero e gustoso per aprire un pasto o come piatto fresco e nutriente per una cena estiva.

Tabella con le informazioni nutrizionali approssimative per una porzione:

Nutriente	Quantità per porzione
Calorie	250 kcal
Grassi	21 g
Carboidrati	9 g
Proteine	9 g
Fibre	2 g
Zuccheri	4 g

Insalata Mediterranea di Farro

Grado di difficoltà: **Facile**   Tempi di preparazione: **20 min**

Porzioni: **2-4 persone**

Ingredienti:

- 1 tazza di farro perlato

- 1/2 cetriolo, tagliato a cubetti

- 1/2 peperone rosso, tagliato a cubetti

- 1/2 peperone giallo, tagliato a cubetti

- 1/4 di cipolla rossa, tagliata a fette sottili

- 1/2 tazza di pomodori ciliegini, tagliati a metà

- 1/4 di tazza di olive nere denocciolate, tagliate a rondelle

- 50 g di formaggio feta, sbriciolato (opzionale per versione vegan)

- Foglie di prezzemolo fresco, tritate

- 2 cucchiai di olio d'oliva extra vergine

- Succo di 1 limone

- Sale e pepe nero q.b.

Fasi di preparazione:

1. Cottura del farro. In una pentola, porta a ebollizione 2 tazze di acqua salata. Aggiungi il farro perlato e cuocilo a fuoco medio per

circa 15-20 minuti o finché il farro è cotto ma ancora al dente. Scolalo e lascialo raffreddare.

2. Preparazione delle verdure. Taglia a cubetti il cetriolo, i peperoni (rosso e giallo) e i pomodori ciliegini. Affetta sottilmente la cipolla rossa e taglia le olive nere a rondelle.

3. Assemblaggio dell'insalata. In una ciotola grande, unisci il farro cotto e raffreddato con le verdure tagliate a cubetti e affettate.

4. Condimento. Aggiungi l'olio d'oliva extra vergine e il succo di limone all'insalata. Mescola bene per amalgamare gli ingredienti. Aggiusta di sale e pepe nero a piacere.

5. Aggiunta del formaggio feta. Se desideri, puoi aggiungere il formaggio feta sbriciolato all'insalata per un tocco di sapore e cremosità.

6. Guarnizione. Cospargi l'insalata con foglie di prezzemolo fresco tritate per una presentazione colorata e aromaticamente invitante.

7. Servizio. Servi l'insalata mediterranea di farro come piatto principale leggero e nutriente o come contorno gustoso per accompagnare altre pietanze.

Tabella con le informazioni nutrizionali approssimative per una porzione:

Nutriente	Quantità per porzione
Calorie	300 kcal
Grassi	13 g
Carboidrati	39 g
Proteine	9 g
Fibre	7 g
Zuccheri	6 g

Insalata di Quinoa con Avocado, Pomodorini e Cetrioli

Grado di difficoltà: **Facile** Tempi di preparazione: **20 min**

Porzioni: **2-4 persone**

Ingredienti:

- 1 tazza di quinoa

- 1 avocado maturo, tagliato a cubetti

- 1 tazza di pomodori ciliegini, tagliati a metà

- 1 cetriolo, tagliato a cubetti

- 1/4 di cipolla rossa, tritata finemente

- 1/4 di tazza di olive nere denocciolate, tagliate a rondelle

- 1 cucchiaio di semi di girasole

- 2 cucchiai di olio d'oliva extra vergine

- Succo di 1 limone

- Sale e pepe nero q.b.

- Foglie di basilico fresco per guarnire

Fasi di preparazione:

1. *Cottura della quinoa*. Risciacqua bene la quinoa sotto acqua corrente per eliminare l'amido. In una pentola, porta a ebollizione 2 tazze di acqua salata. Aggiungi la quinoa, riduci il fuoco, copri e lascia cuocere

per circa 15-20 minuti o finché la quinoa è cotta e ha assorbito tutta l'acqua. Scolala e lasciala raffreddare.

2. *Preparazione delle verdure.* Taglia a cubetti l'avocado maturo, i pomodori ciliegini e il cetriolo. Trita finemente la cipolla rossa e taglia le olive nere a rondelle.

3. *Assemblaggio dell'insalata.* In una ciotola grande, unisci la quinoa cotta e raffreddata con le verdure tagliate a cubetti e affettate.

4. *Condimento.* Aggiungi l'olio d'oliva extra vergine e il succo di limone all'insalata. Mescola bene per amalgamare gli ingredienti. Aggiusta di sale e pepe nero a piacere.

5. *Aggiunta dei semi di girasole.* Cospargi l'insalata con i semi di girasole per un tocco croccante e nutriente.

6. *Guarnizione.* Guarnisci l'insalata con foglie di basilico fresco per una presentazione accattivante e per un aroma aromatico.

7. *Servizio.* Servi l'insalata di quinoa con avocado, pomodorini e cetrioli come piatto principale leggero e nutriente o come contorno gustoso per accompagnare altre pietanze.

Tabella con le informazioni nutrizionali approssimative per una porzione:

Nutriente	Quantità per porzione
Calorie	300 kcal
Grassi	17 g
Carboidrati	33 g
Proteine	9 g
Fibre	7 g
Zuccheri	5 g

Insalata di Lenticchie e Verdure con Vinaigrette al Limone

Grado di difficoltà: **Facile**   Tempi di preparazione: **25 min**

Porzioni: **2-4 persone**

Ingredienti:

- 1 tazza di lenticchie verdi

- 1 carota, tagliata a cubetti

- 1 gambo di sedano, tagliato a cubetti

- 1 peperone rosso, tagliato a cubetti

- 1/4 di cipolla rossa, tritata finemente

- 2 cucchiai di prezzemolo fresco, tritato

- 1 cucchiaio di aceto di mele

- 3 cucchiai di olio d'oliva extra vergine

- Succo di 1 limone

- Sale e pepe nero q.b.

Fasi di preparazione:

1. *Cottura delle lenticchie.* Risciacqua le lenticchie sotto acqua corrente e scolale. In una pentola, porta a ebollizione 2 tazze di acqua leggermente salata. Aggiungi le lenticchie e cuocile a fuoco medio-

basso per circa 15-20 minuti o fino a quando sono morbide ma ancora leggermente al dente. Scolale e lasciale raffreddare.

2. *Preparazione delle verdure.* Taglia a cubetti la carota, il sedano e il peperone rosso. Trita finemente la cipolla rossa e il prezzemolo fresco.

3. *Assemblaggio dell'insalata.* In una ciotola grande, unisci le lenticchie cotte e raffreddate con le verdure tagliate a cubetti e il prezzemolo tritato.

4. *Preparazione della vinaigrette al limone.* In una piccola ciotola, mescola l'aceto di mele, l'olio d'oliva extra vergine e il succo di limone. Aggiusta di sale e pepe nero a piacere. Mescola bene per emulsionare la vinaigrette.

5. *Condimento dell'insalata.* Versa la vinaigrette al limone sull'insalata di lenticchie e verdure. Mescola delicatamente per distribuire la vinaigrette in modo uniforme.

6. *Guarnizione.* Guarnisci l'insalata con un po' di prezzemolo fresco per una presentazione colorata e invitante.

7. *Servizio.* Servi l'insalata di lenticchie e verdure come piatto principale nutriente e saporito o come contorno per accompagnare altre pietanze.

Tabella con le informazioni nutrizionali approssimative per una porzione:

Nutriente	Quantità per porzione
Calorie	300 kcal
Grassi	15 g
Carboidrati	35 g
Proteine	13 g
Fibre	9 g
Zuccheri	7 g

Insalata di Couscous con Ceci, Peperoni e Menta

Grado di difficoltà: **Facile**   Tempi di preparazione: **20 min**

Porzioni: **2-4 persone**

Ingredienti:

- 1 tazza di couscous precotto

- 1 lattina di ceci, scolati e sciacquati

- 1 peperone giallo, tagliato a cubetti

- 1 peperone rosso, tagliato a cubetti

- 1/4 di cipolla rossa, tritata finemente

- Foglie di menta fresca, tritate

- 2 cucchiai di olio d'oliva extra vergine

- Succo di 1 limone

- Sale e pepe nero q.b.

Fasi di preparazione:

1. *Preparazione del couscous.* Prepara il couscous precotto seguendo le istruzioni sulla confezione. Solitamente, basta aggiungere una tazza di acqua bollente al couscous, coprirlo con un coperchio e lasciarlo riposare per 5 minuti. Sgranalo con una forchetta per renderlo leggero e soffice.

2. *Preparazione delle verdure.* Taglia a cubetti i peperoni giallo e rosso. Trita finemente la cipolla rossa.

3. *Assemblaggio dell'insalata.* In una ciotola grande, unisci il couscous cotto e sgranato con i ceci scolati e sciacquati, i peperoni tagliati a cubetti e la cipolla rossa tritata.

4. *Condimento.* Aggiungi l'olio d'oliva extra vergine e il succo di limone all'insalata. Mescola bene per amalgamare gli ingredienti. Aggiusta di sale e pepe nero a piacere.

5. *Aggiunta di menta fresca.* Aggiungi le foglie di menta fresca tritate all'insalata di couscous per un tocco aromatico e rinfrescante.

6. *Guarnizione.* Guarnisci l'insalata con qualche foglia di menta intera per una presentazione colorata e invitante.

7. *Servizio.* Servi l'insalata di couscous con ceci, peperoni e menta come piatto principale leggero e nutriente o come contorno gustoso per accompagnare altre pietanze.

Tabella con le informazioni nutrizionali approssimative per una porzione:

Nutriente	Quantità per porzione
Calorie	300 kcal
Grassi	11 g
Carboidrati	47 g
Proteine	11 g
Fibre	9 g
Zuccheri	6 g

Insalata di Spinaci con Fragole, Mandorle e Formaggio di Capra

Grado di difficoltà: **Facile**   Tempi di preparazione: **15 min**

Porzioni: **2-4 persone**

Ingredienti:

- 150 g di spinaci freschi

- 200 g di fragole mature, lavate e affettate

- 1/4 di tazza di mandorle, tostate e tritate

- 100 g di formaggio di capra fresco o semi-stagionato, sbriciolato (opzionale per versione vegan)

- 2 cucchiai di olio d'oliva extra vergine

- 1 cucchiaio di aceto balsamico

- 1 cucchiaino di miele

- Sale e pepe nero q.b.

Fasi di preparazione:

1. *Preparazione degli spinaci.* Risciacqua gli spinaci freschi sotto acqua corrente e scolali. Asciugali delicatamente con un canovaccio o usando un centrifugatore per insalata.

2. *Preparazione delle fragole.* Lavale accuratamente, asciugale e tagliale a fette sottili.

3. *Preparazione delle mandorle.* In una padella antiaderente, tosta leggermente le mandorle tritate a fuoco medio fino a quando rilasciano il loro aroma. Lasciale raffreddare.

4. *Assemblaggio dell'insalata.* In una ciotola grande, unisci gli spinaci freschi con le fragole affettate e le mandorle tostate.

5. *Preparazione della vinaigrette.* In una piccola ciotola, mescola l'olio d'oliva extra vergine, l'aceto balsamico e il miele. Aggiusta di sale e pepe nero a piacere. Mescola bene per emulsionare la vinaigrette.

6. *Condimento dell'insalata.* Versa la vinaigrette sull'insalata di spinaci, fragole e mandorle. Mescola delicatamente per distribuire la vinaigrette in modo uniforme.

7. *Aggiunta del formaggio di capra.* Se desideri, puoi aggiungere il formaggio di capra sbriciolato all'insalata per un tocco di sapore e cremosità. (L'opzione vegan può omettere questa parte)

8. *Servizio.* Servi l'insalata di spinaci con fragole, mandorle e formaggio di capra come piatto principale leggero e nutriente o come contorno gustoso per accompagnare altre pietanze.

Tabella con le informazioni nutrizionali approssimative per una porzione:

Nutriente	Quantità per porzione
Calorie	230 kcal
Grassi	17 g
Carboidrati	12 g
Proteine	7 g
Fibre	5 g
Zuccheri	6 g

Insalata di Rucola, Pere, Noci e Formaggio Gorgonzola

Grado di difficoltà: **Facile**   Tempi di preparazione: **15 min**

Porzioni: **2-4 persone**

Ingredienti:

- 100 g di rucola fresca

- 2 pere mature, tagliate a fette sottili

- 1/2 tazza di noci, leggermente tostate e tritate grossolanamente

- 100 g di formaggio gorgonzola, sbriciolato (opzionale per versione vegan)

- 2 cucchiai di olio d'oliva extra vergine

- 1 cucchiaio di aceto balsamico

- 1 cucchiaino di miele

- Sale e pepe nero q.b.

Fasi di preparazione:

1. *Preparazione della rucola.* Risciacqua la rucola fresca sotto acqua corrente e scolala. Asciugala delicatamente con un canovaccio o usando un centrifugatore per insalata.

2. *Preparazione delle pere.* Lavale accuratamente, sbucciale (se preferisci) e tagliale a fette sottili.

3. *Preparazione delle noci.* In una padella antiaderente, tosta leggermente le noci tritate a fuoco medio fino a quando rilasciano il loro aroma. Lasciale raffreddare.

4. *Assemblaggio dell'insalata.* In una ciotola grande, unisci la rucola fresca con le fette di pere e le noci tostate.

5. *Preparazione della vinaigrette.* In una piccola ciotola, mescola l'olio d'oliva extra vergine, l'aceto balsamico e il miele. Aggiusta di sale e pepe nero a piacere. Mescola bene per emulsionare la vinaigrette.

6. *Condimento dell'insalata.* Versa la vinaigrette sull'insalata di rucola, pere e noci. Mescola delicatamente per distribuire la vinaigrette in modo uniforme.

7. *Aggiunta del formaggio gorgonzola.* Se desideri, puoi aggiungere il formaggio gorgonzola sbriciolato all'insalata per un tocco di sapore intenso e cremosità. (L'opzione vegan può omettere questa parte)

8. *Servizio.* Servi l'insalata di rucola, pere, noci e formaggio gorgonzola come piatto principale leggero e nutriente o come contorno gustoso per accompagnare altre pietanze.

Tabella con le informazioni nutrizionali approssimative per una porzione:

Nutriente	Quantità per porzione
Calorie	280 kcal
Grassi	19 g
Carboidrati	18 g
Proteine	9 g
Fibre	5 g
Zuccheri	12 g

Insalata di Melone, Cetrioli e Menta

Grado di difficoltà: **Facile**   Tempi di preparazione: **15 min**

Porzioni: **2-4 persone**

Ingredienti:

- 1/2 melone maturo, tagliato a cubetti

- 2 cetrioli, tagliati a rondelle sottili

- 1/4 di cipolla rossa, tagliata a fette sottili

- Foglie di menta fresca, tritate

- 2 cucchiai di olio d'oliva extra vergine

- Succo di 1 limone

- Sale e pepe nero q.b.

Fasi di preparazione:

1. Preparazione del melone. Rimuovi i semi e la buccia del melone maturo, quindi taglialo a cubetti.

2. Preparazione dei cetrioli. Lavali accuratamente e tagliali a rondelle sottili.

3. Preparazione della cipolla rossa. Affettala finemente a fette sottili.

4. Assemblaggio dell'insalata. In una ciotola grande, unisci i cubetti di melone con le rondelle di cetrioli e le fette sottili di cipolla rossa.

5. Preparazione della vinaigrette. In una piccola ciotola, mescola l'olio d'oliva extra vergine, il succo di limone, sale e pepe nero. Mescola bene per emulsionare la vinaigrette.

6. Condimento dell'insalata. Versa la vinaigrette sull'insalata di melone, cetrioli e cipolla rossa. Mescola delicatamente per distribuire la vinaigrette in modo uniforme.

7. Aggiunta di menta fresca. Aggiungi le foglie di menta fresca tritate all'insalata per un tocco aromatico e rinfrescante.

8. Servizio. Servi l'insalata di melone, cetrioli e menta come piatto fresco e saporito, perfetto per una cena estiva leggera o come contorno rinfrescante per accompagnare altre pietanze.

Tabella con le informazioni nutrizionali approssimative per una porzione:

Nutriente	Quantità per porzione
Calorie	9 kcal
Grassi	5 g
Carboidrati	11 g
Proteine	1 g
Fibre	2 g
Zuccheri	9 g

Insalata di Carote con Zenzero e Limone

Grado di difficoltà: **Facile**   Tempi di preparazione: **15 min**

Porzioni: **2-4 persone**

Ingredienti:

- 4-5 carote medie, sbucciate e tagliate a julienne o grattugiate

- 1 cucchiaio di zenzero fresco, grattugiato

- Succo di 1 limone

- 2 cucchiai di olio d'oliva extra vergine

- 1 cucchiaio di aceto di mele

- 1 cucchiaio di miele (o sciroppo d'acero per versione vegan)

- Sale e pepe nero q.b.

- Prezzemolo fresco tritato per guarnire

Fasi di preparazione:

1. *Preparazione delle carote.* Sbuccia le carote e grattugiale a julienne utilizzando una grattugia o un attrezzo apposito per tagliare le verdure a fiammifero.

2. *Preparazione del condimento.* In una ciotola piccola, mescola insieme il succo di limone, l'olio d'oliva extra vergine, l'aceto di mele, il miele (o sciroppo d'acero per versione vegan), il sale e il pepe nero. Aggiusta di sale e pepe a piacere.

3. *Assemblaggio dell'insalata.* In una ciotola grande, unisci le carote julienne con lo zenzero grattugiato.

4. *Condimento dell'insalata.* Versa il condimento sulla insalata di carote e zenzero. Mescola bene per distribuire il condimento in modo uniforme.

5. *Guarnizione.* Spolvera l'insalata con prezzemolo fresco tritato per una presentazione colorata e aromaticamente invitante.

6. *Servizio.* Servi l'insalata di carote con zenzero e limone come delizioso antipasto o contorno sano e gustoso. Questa insalata offre un equilibrio tra la dolcezza delle carote e il tocco pungente dello zenzero, arricchito dalla freschezza del limone. Puoi servirla anche in piccole porzioni come stuzzichino leggero prima di un pasto. Buon appetito!

Tabella con le informazioni nutrizionali approssimative per una porzione:

Nutriente	Quantità per porzione
Calorie	90 kcal
Grassi	5 g
Carboidrati	9 g
Proteine	1 g
Fibre	3 g
Zuccheri	7 g

Insalata di Quinoa con Ceci, Verdure Grigliate e Pesto di Basilico

Grado di difficoltà: **Medio**   Tempi di preparazione: **30 min**

Porzioni: **2-4 persone**

Ingredienti:

- 1 tazza di quinoa

- 1 lattina di ceci, scolati e sciacquati

- 1 zucchina, tagliata a fette sottili

- 1 peperone rosso, tagliato a strisce

- 1 melanzana, tagliata a fette sottili

- 1/4 di cipolla rossa, tagliata a fette sottili

- 2 cucchiai di olio d'oliva

- Sale e pepe nero q.b.

- Formaggio feta o di capra (opzionale per versione vegan)

- Foglie di basilico fresco per guarnire

Per il Pesto di Basilico:

- 2 tazze di foglie di basilico fresco

- 1/2 tazza di noci o pinoli

- 1/2 tazza di olio d'oliva extra vergine

- 2 spicchi d'aglio

- Succo di 1/2 limone

- Sale e pepe nero q.b.

Fasi di preparazione:

1. Preparazione della quinoa. Risciacqua la quinoa sotto acqua corrente e scolala. In una pentola, porta a ebollizione 2 tazze di acqua salata. Aggiungi la quinoa e cuocila a fuoco medio-basso per circa 15-20 minuti o fino a quando è cotta e ha assorbito tutta l'acqua. Scolala e lasciala raffreddare.

2. Preparazione delle verdure grigliate. Scalda una griglia o una padella antiaderente. Condisci le fette di zucchina, peperone e melanzana con olio d'oliva, sale e pepe nero. Griglia le verdure fino a quando risultano morbide e leggermente carbonizzate. Taglia le verdure grigliate a pezzetti.

3. Preparazione del Pesto di Basilico. In un frullatore o robot da cucina, unisci le foglie di basilico, le noci o i pinoli, l'olio d'oliva, gli spicchi d'aglio, il succo di limone, sale e pepe nero. Frulla fino a ottenere un pesto cremoso e omogeneo.

4. Assemblaggio dell'insalata. In una ciotola grande, unisci la quinoa cotta con i ceci scolati, le verdure grigliate tagliate a pezzetti e le fette sottili di cipolla rossa.

5. Condimento. Aggiungi il pesto di basilico all'insalata di quinoa e verdure. Mescola bene per amalgamare gli ingredienti.

6. Aggiunta di formaggio (opzionale). Se desideri, puoi aggiungere del formaggio feta o di capra sbriciolato all'insalata per un tocco di sapore e cremosità.

7. Guarnizione. Guarnisci l'insalata con alcune foglie di basilico fresco per una presentazione colorata e profumata.

8. Servizio. Servi l'insalata di quinoa con ceci, verdure grigliate e pesto di basilico come piatto principale nutriente e saporito o come contorno gustoso per accompagnare altre pietanze.

Tabella con le informazioni nutrizionali approssimative per una porzione:

Nutriente	Quantità per porzione
Calorie	400 kcal
Grassi	22 g
Carboidrati	40 g
Proteine	11 g
Fibre	9 g
Zuccheri	6-8 g

Colazione: Porridge di Avena con Frutta e Noci

Grado di difficoltà: **Facile**   Tempi di preparazione: **10 min**

Porzioni: **2 persone**

Ingredienti:

- 1 tazza di fiocchi d'avena

- 2 tazze di latte di mandorle (o latte vegetale a scelta)

- 1 mela, tagliata a cubetti

- 1 banana, affettata

- 1/4 di tazza di noci tritate

- 1 cucchiaio di sciroppo d'acero (o miele per versione non vegana)

- 1 cucchiaino di cannella in polvere

- Una presa di sale

Fasi di preparazione:

1. In una pentola, unisci i fiocchi d'avena e il latte di mandorle. Aggiungi una presa di sale e cuoci a fuoco medio-basso, mescolando occasionalmente, finché il porridge raggiunge la consistenza desiderata (circa 5-7 minuti).

2. Aggiungi il cucchiaio di sciroppo d'acero (o miele) e la cannella al porridge. Mescola bene per aromatizzare.

3. Distribuisci il porridge di avena in ciotole per servire.

4. Guarnisci con i cubetti di mela, le fette di banana e le noci tritate.

5. Servi il porridge di avena con frutta e noci come colazione nutriente e gustosa per iniziare la giornata.

Tabella con le informazioni nutrizionali approssimative per una porzione:

Nutriente	Quantità per porzione
Calorie	375 kcal
Grassi	13 g
Carboidrati	58 g
Proteine	9 g
Fibre	9 g
Zuccheri	22 g

Colazione: Smoothie Bowl al Cocco con Frutta Fresca e Granola

Grado di difficoltà: **Facile**   Tempi di preparazione: **10 min**

Porzioni: **2 persone**

Ingredienti:

- 1 banana matura

- 1 tazza di latte di cocco (o latte vegetale a scelta)

- 1/2 tazza di yogurt di cocco (o yogurt vegetale a scelta)

- 1/4 di tazza di fiocchi di cocco essiccato

- Frutta fresca a scelta (es. fragole, kiwi, mango, mirtilli)

- Granola

- Noci o mandorle tritate

- Semi di chia (opzionale)

- Miele o sciroppo d'acero per dolcificare (opzionale)

Fasi di preparazione:

1. In un frullatore, aggiungi la banana matura, il latte di cocco, lo yogurt di cocco e i fiocchi di cocco essiccato. Frulla tutto fino a ottenere un composto liscio e omogeneo.

2. Versa il frullato in ciotole individuali.

3. Guarnisci con la frutta fresca tagliata a pezzi, la granola, le noci o mandorle tritate e, se desideri, i semi di chia.

4. Se vuoi un tocco di dolcezza aggiuntiva, puoi aggiungere un po' di miele o sciroppo d'acero sopra la bowl.

5. Servi lo Smoothie Bowl al Cocco con Frutta Fresca e Granola come colazione energizzante e colorata per iniziare la giornata con il piede giusto.

Tabella con le informazioni nutrizionali approssimative per una porzione:

Nutriente	Quantità per porzione
Calorie	380 kcal
Grassi	22 g
Carboidrati	32 g
Proteine	7 g
Fibre	7 g
Zuccheri	22 g

Colazione: Pancakes alla Banana e Avena

Grado di difficoltà: **Facile**   Tempi di preparazione: **15 min**

Porzioni: **2 persone**

Ingredienti:

- 1 banana matura

- 1 tazza di fiocchi d'avena

- 1 cucchiaino di lievito in polvere

- 1/2 cucchiaino di cannella in polvere

- 1/2 tazza di latte vegetale (es. latte di mandorla, latte di soia)

- 1 uovo (opzionale per versione vegan)

- 1 cucchiaino di olio di cocco o olio vegetale per ungere la padella

- Frutta fresca a scelta (es. fragole, mirtilli, banana affettata)

- Sciroppo d'acero o miele per condire

Fasi di preparazione:

1. Schiaccia la banana matura in una ciotola e aggiungi i fiocchi d'avena, il lievito in polvere e la cannella. Mescola bene gli ingredienti secchi.

2. Aggiungi il latte vegetale alla ciotola e, se desideri, l'uovo. Mescola tutto fino a ottenere un impasto omogeneo. Se l'impasto risulta troppo denso, puoi aggiungere un po' di latte aggiuntivo.

3. Scalda una padella antiaderente a fuoco medio e ungi la superficie con un po' di olio di cocco o olio vegetale.

4. Versa un mestolo di impasto nella padella per formare i pancakes. Cuoci i pancakes fino a quando compaiono delle bollicine sulla superficie (circa 2-3 minuti), quindi girali e cuoci dall'altro lato fino a quando diventano dorati.

5. Ripeti il processo con l'impasto rimasto fino a esaurire tutti i pancakes.

6. Servi i Pancakes alla Banana e Avena caldi, guarnendo con la frutta fresca a scelta e condendo con sciroppo d'acero o miele.

Tabella con le informazioni nutrizionali approssimative per una porzione:

Nutriente	Quantità per porzione
Calorie	330 kcal
Grassi	9 g
Carboidrati	53 g
Proteine	11 g
Fibre	8 g
Zuccheri	17 g

Colazione: Smoothie Bowl al Cocco e Frutti di Bosco

Grado di difficoltà: **Facile**   Tempi di preparazione: **10 min**

Porzioni: **2 persone**

Ingredienti:

- 1 banana matura

- 1 tazza di frutti di bosco misti (fragole, mirtilli, lamponi, more)

- 1 tazza di latte di cocco (o altra bevanda vegetale)

- 1 cucchiaio di burro di mandorle (o altra crema di frutta secca)

- 2 cucchiai di fiocchi di cocco (per guarnire)

- Frutta fresca a scelta (es. fette di banana, mirtilli, more) per la guarnizione

- Noci o semi di chia per la guarnizione (opzionale)

Fasi di preparazione:

1. Inserisci la banana, i frutti di bosco, il latte di cocco e il burro di mandorle nel frullatore.

2. Frulla tutto fino a ottenere un composto liscio e cremoso. Se necessario, aggiungi un po' di acqua o latte vegetale per raggiungere la consistenza desiderata.

3. Versa il frullato in due ciotole.

4. Guarnisci ogni ciotola con frutta fresca a scelta, fiocchi di cocco, noci o semi di chia (se desiderato).

5. Servi il Smoothie Bowl al Cocco e Frutti di Bosco immediatamente
e gustalo con un cucchiaio.

Tabella con le informazioni nutrizionali approssimative per una porzione:

Nutriente	Quantità per porzione
Calorie	275 kcal
Grassi	13 g
Carboidrati	32 g
Proteine	6 g
Fibre	9 g
Zuccheri	18 g

Colazione: Pancake di Zucca e Cannella

Grado di difficoltà: **Medio**   Tempi di preparazione: **30 min**

Porzioni: **2 persone**

Ingredienti:

- 1 tazza di purea di zucca (fatta in casa o acquistata)

- 1 tazza di farina di frumento integrale

- 2 cucchiai di zucchero di canna

- 1 cucchiaino di lievito in polvere

- 1/2 cucchiaino di cannella in polvere

- 1/4 di cucchiaino di noce moscata

- 1 pizzico di sale

- 3/4 di tazza di latte vegetale (es. latte di mandorle o di soia)

- 1 cucchiaio di olio di cocco (o altro olio vegetale) per ungere la padella

- Sciroppo d'acero o miele (opzionale) per guarnire

Fasi di preparazione:

1. In una ciotola, mescola insieme la farina di frumento integrale, lo zucchero di canna, il lievito in polvere, la cannella, la noce moscata e il sale.

2. Aggiungi la purea di zucca e il latte vegetale alla miscela di ingredienti secchi. Mescola bene fino a ottenere un impasto omogeneo e liscio.

3. Scalda una padella antiaderente e spennellala con un po' di olio di cocco o altro olio vegetale.

4. Versa un mestolo di impasto sulla padella calda per formare un pancake di dimensioni desiderate. Cuoci il pancake a fuoco medio-basso fino a quando compaiono delle bollicine sulla superficie (circa 2-3 minuti).

5. Con l'aiuto di una spatola, gira il pancake e cuocilo dall'altro lato fino a doratura uniforme (circa 1-2 minuti).

6. Ripeti il processo con il resto dell'impasto fino a esaurimento.

7. Servi i Pancake di Zucca e Cannella caldi, guarnendo con sciroppo d'acero o miele (se desiderato).

Tabella con le informazioni nutrizionali approssimative per una porzione:

Nutriente	Quantità per porzione
Calorie	320 kcal
Grassi	11 g
Carboidrati	47 g
Proteine	7 g
Fibre	6 g
Zuccheri	11 g

Colazione: Toast all'Avocado con Uovo e Pomodorini

Grado di difficoltà: **Facile**   Tempi di preparazione: **15 min**

Porzioni: **2 persone**

Ingredienti:

- 2 fette di pane integrale o di segale

- 1 avocado maturo

- 4 uova

- 8 pomodori ciliegini, tagliati a metà

- Peperoncino in fiocchi (opzionale, per un tocco piccante)

- Sale e pepe nero q.b.

- Olio d'oliva extra vergine

- Prezzemolo fresco, tritato (per guarnire)

Fasi di preparazione:

1. Tosta le fette di pane integrale o di segale fino a quando diventano croccanti e dorati.

2. Nel frattempo, taglia l'avocado a metà, elimina il nocciolo e preleva la polpa. Schiaccia la polpa con una forchetta fino a ottenere una crema liscia. Aggiusta di sale e pepe nero a piacere.

3. In una padella antiaderente, scalda un filo d'olio d'oliva e aggiungi i pomodori ciliegini tagliati a metà. Cuoci per alcuni minuti finché i pomodorini si ammorbidiscono leggermente.

4. Sbatti le uova in una ciotola e aggiungi una presa di sale e pepe nero. Versa le uova nella padella con i pomodorini e cuoci fino a quando diventano leggermente setose.

5. Spalma generosamente la crema di avocado sulle fette di pane tostate.

6. Disponi uno strato di uova strapazzate e pomodorini su ciascuna fetta di pane con avocado.

7. Aggiungi una spolverata di peperoncino in fiocchi per un tocco piccante (opzionale).

8. Guarnisci i Toast all'Avocado con Uovo e Pomodorini con prezzemolo fresco tritato per una presentazione colorata e aromaticamente invitante.

Tabella con le informazioni nutrizionali approssimative per una porzione:

Nutriente	Quantità per porzione
Calorie	380 kcal
Grassi	23 g
Carboidrati	27 g
Proteine	16 g
Fibre	11 g
Zuccheri	5 g

Colazione: Pudding di Chia con Frutta e Frutta Secca

Grado di difficoltà: **Facile**   Tempi di preparazione: **10 min**

Porzioni: **2-3 persone**

Ingredienti:

- 1/4 di tazza di semi di chia

- 1 tazza di latte di mandorle (o latte vegetale a scelta)

- 1 cucchiaio di sciroppo d'acero (o dolcificante a piacere)

- 1/2 cucchiaino di estratto di vaniglia

- Frutta fresca a scelta (fragole, mirtilli, banana, ecc.)

- Frutta secca a scelta (noci, mandorle, pistacchi, ecc.)

- Scagliette di cocco (facoltativo, per guarnire)

Fasi di preparazione:

1. In una ciotola, mescola i semi di chia, il latte di mandorle, lo sciroppo d'acero e l'estratto di vaniglia. Assicurati che i semi di chia siano completamente immersi nel liquido.

2. Copri la ciotola e mettila in frigorifero per almeno 4 ore o durante la notte, in modo che i semi di chia assorbano il liquido e si formi un pudding cremoso.

3. Una volta che il pudding di chia ha raggiunto la consistenza desiderata, mescola bene per rompere eventuali grumi.

4. Dividi il pudding di chia nei singoli contenitori o bicchieri da servire.

5. Taglia la frutta fresca a pezzetti e distribuiscila sopra il pudding di chia.

6. Aggiungi anche la frutta secca a piacere per un tocco di croccantezza e sapore.

7. Guarnisci con delle scagliette di cocco, se desideri.

8. Servi il pudding di chia con frutta e frutta secca come deliziosa e nutriente colazione o spuntino.

Tabella con le informazioni nutrizionali approssimative per una porzione:

Nutriente	Quantità per porzione
Calorie	250 kcal
Grassi	12 g
Carboidrati	30 g
Proteine	6 g
Fibre	10 g
Zuccheri	12 g

Colazione: Pancake ai Mirtilli

Grado di difficoltà: **Facile**   Tempi di preparazione: **15 min**

Porzioni: **2-3 persone**

Ingredienti:

- 1 tazza di farina per pancake (o farina di grano tenero)

- 2 cucchiai di zucchero

- 1 cucchiaino di lievito per dolci

- 1/2 cucchiaino di bicarbonato di sodio

- 1/4 cucchiaino di sale

- 1 tazza di latte (o latte vegetale a scelta)

- 1 uovo

- 2 cucchiai di burro fuso (o olio vegetale)

- 1 cucchiaino di estratto di vaniglia

- 1 tazza di mirtilli freschi o surgelati

Fasi di preparazione:

1. In una ciotola grande, mescola la farina, lo zucchero, il lievito, il bicarbonato di sodio e il sale.

2. In un'altra ciotola, sbatti insieme il latte, l'uovo, il burro fuso e l'estratto di vaniglia.

3. Versa gli ingredienti liquidi nella ciotola con gli ingredienti secchi e mescola delicatamente fino a ottenere un impasto liscio e omogeneo.

4. Aggiungi i mirtilli all'impasto e mescola delicatamente per distribuirli uniformemente.

5. Scalda una padella antiaderente leggermente unta con burro o olio a fuoco medio.

6. Versa un mestolo di impasto nella padella e cuoci il pancake fino a quando compaiono delle bolle sulla superficie. Poi giralo e cuoci l'altro lato fino a doratura.

7. Continua a cuocere i pancake rimanenti fino a esaurire l'impasto.

8. Servi i pancake ai mirtilli caldi, accompagnandoli con sciroppo d'acero, miele o frutta fresca a piacere.

Tabella con le informazioni nutrizionali approssimative per una porzione:

Nutriente	Quantità per porzione
Calorie	200 kcal
Grassi	7 g
Carboidrati	32 g
Proteine	5 g
Fibre	2 g
Zuccheri	9 g

Colazione: Porridge di Avena con Mela e Cannella

Grado di difficoltà: **Facile**   Tempi di preparazione: **10 min**

Porzioni: **2 persone**

Ingredienti:

- 1 tazza di fiocchi d'avena

- 2 tazze di latte (o latte vegetale a scelta)

- 1 mela grande, sbucciata e tagliata a cubetti

- 1 cucchiaio di zucchero (o dolcificante a piacere)

- 1 cucchiaino di cannella in polvere

- 1 pizzico di sale

- Noci o mandorle tritate (opzionale, per guarnire)

- Miele o sciroppo d'acero (opzionale, per dolcificare)

Fasi di preparazione:

1. In una pentola media, porta a ebollizione il latte (o latte vegetale) a fuoco medio.

2. Aggiungi i fiocchi d'avena, il sale e la metà dei cubetti di mela alla pentola. Mescola bene.

3. Abbassa il fuoco e lascia cuocere il porridge avena a fiamma bassa per 5-7 minuti, mescolando di tanto in tanto, fino a quando gli avena hanno assorbito il liquido e diventano cremosi.

4. Aggiungi lo zucchero (o dolcificante a piacere) e la cannella al porridge e mescola per incorporare gli ingredienti.

5. Spegni il fuoco e copri la pentola con un coperchio per un paio di minuti per far insaporire il porridge.

6. Versa il porridge di avena nei piatti da portata e guarnisci con i rimanenti cubetti di mela, le noci o mandorle tritate e un filo di miele o sciroppo d'acero, se desideri un tocco di dolcezza in più.

7. Servi il porridge di avena caldo e goditi questa deliziosa colazione nutriente e confortante.

Tabella con le informazioni nutrizionali approssimative per una porzione:

Nutriente	Quantità per porzione
Calorie	280 kcal
Grassi	6 g
Carboidrati	48 g
Proteine	7 g
Fibre	7 g
Zuccheri	18 g

Colazione: French Toast alle Fragole

Grado di difficoltà: **Facile**   Tempi di preparazione: **15 min**

Porzioni: **2-3 persone**

Ingredienti:

- 4 fette di pane (pane bianco o integrale a scelta)

- 3 uova

- 1/2 tazza di latte (o latte vegetale a scelta)

- 1 cucchiaino di estratto di vaniglia

- 1/2 cucchiaino di cannella in polvere

- Burro o olio per ungere la padella

- Fragole fresche, lavate e affettate

- Sciroppo d'acero o zucchero a velo per servire

Fasi di preparazione:

1. In una ciotola, sbatti le uova con il latte, l'estratto di vaniglia e la cannella fino a ottenere un composto omogeneo.

2. Scalda una padella antiaderente a fuoco medio e ungi leggermente con burro o olio.

3. Immergi ciascuna fetta di pane nel composto di uova, assicurandoti che sia ben inzuppata da entrambi i lati.

4. Disponi le fette di pane imbevute sulla padella calda e cuocile per circa 2-3 minuti su ciascun lato, finché sono dorate e croccanti.

5. Una volta pronte, trasferisci le French Toast su un piatto.

6. Guarnisci le French Toast con le fragole affettate e completa il piatto con sciroppo d'acero o zucchero a velo a piacere.

7. Servi le French Toast alle fragole calde come deliziosa colazione o brunch.

Tabella con le informazioni nutrizionali approssimative per una porzione:

Nutriente	Quantità per porzione
Calorie	280 kcal
Grassi	11 g
Carboidrati	32 g
Proteine	11 g
Fibre	2 g
Zuccheri	11 g

Zuppe

Zuppa di Lenticchie e Verdure

Grado di difficoltà: **Facile**   Tempi di preparazione: **45 min**

Porzioni: **4 persone**

Ingredienti:

- 1 tazza di lenticchie rosse secche

- 1 cipolla media, tritata

- 2 carote medie, tagliate a rondelle

- 2 gambi di sedano, tagliati a rondelle

- 2 patate medie, tagliate a cubetti

- 3 spicchi d'aglio, tritati

- 1 litro di brodo vegetale

- 1 lattina (400 g) di pomodori a cubetti

- 2 cucchiai di olio d'oliva

- 1 cucchiaino di cumino in polvere

- 1 cucchiaino di paprika

- Sale e pepe nero q.b.

- Foglie di prezzemolo fresco per guarnire

Fasi di preparazione:

1. In una pentola capiente, sciacqua le lenticchie rosse sotto acqua corrente e scolale.

2. In una pentola capiente, scaldare l'olio d'oliva a fuoco medio. Aggiungere la cipolla tritata e l'aglio e cuocere per qualche minuto finché diventano morbidi e traslucidi.

3. Aggiungere le carote, il sedano e le patate alla pentola. Condire con il cumino in polvere, la paprika, sale e pepe. Mescolare bene e cuocere per alcuni minuti finché le verdure iniziano a ammorbidirsi.

4. Aggiungere le lenticchie rosse, il brodo vegetale e i pomodori a cubetti alla pentola. Mescolare tutto insieme.

5. Portare la zuppa a ebollizione, quindi ridurre il fuoco a medio-basso, coprire con un coperchio e lasciar cuocere per 20-25 minuti o finché le lenticchie e le verdure sono tenere.

6. Assaggiare e aggiustare di sale e pepe secondo i propri gusti.

7. Servire la zuppa di lenticchie e verdure calda, guarnendo con foglie di prezzemolo fresco.

Tabella con le informazioni nutrizionali approssimative per una porzione:

Nutriente	Quantità per porzione
Calorie	325 kcal
Grassi	7 g
Carboidrati	48 g
Proteine	16 g
Fibre	13 g
Zuccheri	9 g

Zuppa di Zucca e Patate

Grado di difficoltà: **Facile**   Tempi di preparazione: **45 min**

Porzioni: **4 persone**

Ingredienti:

- 500 g di zucca, pulita e tagliata a cubetti

- 2 patate medie, pelate e tagliate a cubetti

- 1 cipolla media, tritata

- 2 spicchi d'aglio, tritati

- 1 litro di brodo vegetale

- 2 cucchiai di olio d'oliva

- 1 cucchiaino di curcuma in polvere

- 1/2 cucchiaino di peperoncino in polvere (facoltativo per un tocco di piccante)

- Sale e pepe nero q.b.

- 2 cucchiai di yogurt greco (opzionale per una versione cremosa e proteica)

- Foglie di prezzemolo fresco per guarnire

Fasi di preparazione:

1. In una pentola capiente, scaldare l'olio d'oliva a fuoco medio. Aggiungere la cipolla tritata e l'aglio e cuocere per alcuni minuti finché diventano morbidi e traslucidi.

2. Aggiungere i cubetti di zucca e patate alla pentola. Condire con la curcuma in polvere, sale e pepe nero. Mescolare bene e cuocere per alcuni minuti per far insaporire le verdure.

3. Versare il brodo vegetale nella pentola e portare a ebollizione. Ridurre il fuoco a medio-basso, coprire con un coperchio e lasciar cuocere per circa 20-25 minuti o finché le verdure sono morbide e tenere.

4. Quando la zucca e le patate sono cotte, utilizzare un frullatore ad immersione per creare una consistenza cremosa. Se preferisci una zuppa più rustica, puoi schiacciare leggermente le verdure con una forchetta.

5. Aggiungere il peperoncino in polvere (se desideri un tocco piccante) e mescolare bene.

6. Assaggiare e aggiustare di sale e pepe secondo i propri gusti.

7. Se vuoi una versione più cremosa e proteica, puoi aggiungere i cucchiai di yogurt greco e mescolare bene fino a ottenere una consistenza omogenea.

8. Servire la zuppa di zucca e patate calda, guarnendo con foglie di prezzemolo fresco.

Tabella con le informazioni nutrizionali approssimative per una porzione:

Nutriente	Quantità per porzione
Calorie	230 kcal
Grassi	7 g
Carboidrati	32 g
Proteine	6 g
Fibre	6 g
Zuccheri	7 g

Zuppa di Lenticchie e Pomodoro

Grado di difficoltà: **Facile**   Tempi di preparazione: **45 min**

Porzioni: **4 persone**

Ingredienti:

- 1 tazza di lenticchie rosse

- 2 carote, pelate e tagliate a cubetti

- 1 cipolla media, tritata

- 2 spicchi d'aglio, tritati

- 1 scatola di pomodori a cubetti (400 g)

- 1 litro di brodo vegetale

- 2 cucchiai di olio d'oliva

- 1 cucchiaino di cumino in polvere

- 1/2 cucchiaino di paprika affumicata

- Sale e pepe nero q.b.

- Foglie di prezzemolo fresco per guarnire

Fasi di preparazione:

1. In una pentola capiente, scaldare l'olio d'oliva a fuoco medio. Aggiungere la cipolla tritata e l'aglio e cuocere per alcuni minuti finché diventano morbidi e traslucidi.

2. Aggiungere le carote a cubetti alla pentola e cuocere per qualche minuto finché iniziano a ammorbidirsi leggermente.

3. Aggiungere le lenticchie rosse e il brodo vegetale alla pentola. Portare a ebollizione, quindi ridurre il fuoco a medio-basso e lasciar cuocere per circa 15-20 minuti o finché le lenticchie e le carote sono morbide.

4. Aggiungere i pomodori a cubetti, il cumino in polvere, la paprika affumicata, sale e pepe nero. Mescolare bene e lasciar cuocere per altri 5 minuti per far amalgamare i sapori.

5. Assaggiare e aggiustare di sale e pepe secondo i propri gusti.

6. Se la consistenza della zuppa è troppo densa, puoi aggiungere un po' d'acqua o brodo vegetale per raggiungere la consistenza desiderata.

7. Servire la zuppa di lenticchie e pomodoro calda, guarnendo con foglie di prezzemolo fresco.

Tabella con le informazioni nutrizionali approssimative per una porzione:

Nutriente	Quantità per porzione
Calorie	230 kcal
Grassi	7 g
Carboidrati	32 g
Proteine	11 g
Fibre	9 g
Zuccheri	6 g

Zuppa di Pomodoro e Basilico

Grado di difficoltà: **Facile**   Tempi di preparazione: **40 min**

Porzioni: **4 persone**

Ingredienti:

- 800 g di pomodori maturi, tagliati a cubetti

- 1 cipolla media, tritata

- 2 spicchi d'aglio, tritati

- 2 carote medie, tagliate a rondelle

- 2 steli di sedano, tagliati a cubetti

- 4 tazze di brodo vegetale

- 2 cucchiai di olio d'oliva

- 1 cucchiaino di zucchero

- 1 mazzetto di basilico fresco, tritato

- Sale e pepe nero q.b.

Fasi di preparazione:

1. In una pentola capiente, scaldare l'olio d'oliva a fuoco medio. Aggiungere la cipolla tritata e l'aglio e cuocere per alcuni minuti finché diventano morbidi e traslucidi.

2. Aggiungere le carote e il sedano tagliati alla pentola e cuocere per alcuni minuti finché iniziano a ammorbidirsi.

3. Aggiungere i pomodori tagliati a cubetti alla pentola e mescolare bene con le verdure.

4. Aggiungere il brodo vegetale e portare a ebollizione. Ridurre il fuoco a medio-basso e lasciar cuocere per circa 20 minuti o finché le verdure sono tenere e i sapori si sono amalgamati.

5. Aggiungere il basilico tritato alla zuppa e mescolare bene. Aggiustare di sale e pepe nero secondo i propri gusti. Aggiungere anche il cucchiaino di zucchero per bilanciare l'acidità dei pomodori.

6. Procedere con la riduzione a purea della zuppa, utilizzando un frullatore ad immersione fino a ottenere una consistenza liscia e omogenea.

7. Servire la zuppa di pomodoro e basilico calda, guarnendo ogni porzione con foglie di basilico fresco.

Tabella con le informazioni nutrizionali approssimative per una porzione:

Nutriente	Quantità per porzione
Calorie	135 kcal
Grassi	6 g
Carboidrati	17 g
Proteine	3 g
Fibre	5 g
Zuccheri	9 g

Zuppa di Spinaci e Ceci

Grado di difficoltà: **Facile**   Tempi di preparazione: **30 min**

Porzioni: **4 persone**

Ingredienti:

- 1 cucchiaio di olio d'oliva

- 1 cipolla media, tritata

- 2 spicchi d'aglio, tritati

- 400 g di ceci in scatola, scolati e sciacquati

- 400 g di pomodori a cubetti in scatola

- 1 litro di brodo vegetale

- 200 g di spinaci freschi

- 1 cucchiaino di paprika dolce

- 1/2 cucchiaino di peperoncino rosso in polvere (opzionale per un tocco piccante)

- Sale e pepe nero q.b.

- Parmigiano grattugiato o lievito alimentare (opzionale per versione vegana)

Fasi di preparazione:

1. In una pentola capiente, scaldare l'olio d'oliva a fuoco medio. Aggiungere la cipolla tritata e l'aglio e cuocere per alcuni minuti finché diventano morbidi e traslucidi.

2. Aggiungere i ceci scolati e sciacquati alla pentola e mescolare bene con la cipolla e l'aglio.

3. Aggiungere i pomodori a cubetti con il loro succo e il brodo vegetale alla pentola. Portare a ebollizione, quindi ridurre il fuoco a medio-basso e lasciar cuocere per circa 15 minuti.

4. Aggiungere gli spinaci freschi alla zuppa e mescolare fino a quando si saranno appassiti e ridotti di volume.

5. Aggiungere la paprika dolce e il peperoncino rosso in polvere (se utilizzato). Assaggiare e aggiustare di sale e pepe nero secondo i propri gusti.

6. Servire la zuppa di spinaci e ceci calda, con una spolverata di parmigiano grattugiato o lievito alimentare (per una versione vegana) sopra ogni porzione, se desiderato.

Tabella con le informazioni nutrizionali approssimative per una porzione:

Nutriente	Quantità per porzione
Calorie	280 kcal
Grassi	7 g
Carboidrati	38 g
Proteine	13 g
Fibre	11 g
Zuccheri	7 g

Zuppa di Fagioli

Grado di difficoltà: **Facile**   Tempi di preparazione: **45 min**

Porzioni: **4 persone**

Ingredienti:

- 1 cucchiaio di olio d'oliva

- 1 cipolla media, tritata

- 2 spicchi d'aglio, tritati

- 2 carote medie, tagliate a rondelle

- 2 coste di sedano, tagliate a cubetti

- 400 g di fagioli cannellini in scatola, scolati e sciacquati

- 400 g di pomodori a cubetti in scatola

- 1 litro di brodo vegetale

- 2 foglie di alloro

- 1 cucchiaino di timo secco

- Sale e pepe nero q.b.

- Prezzemolo fresco, tritato, per guarnire

Fasi di preparazione:

1. In una pentola capiente, scaldare l'olio d'oliva a fuoco medio. Aggiungere la cipolla tritata e l'aglio e cuocere per alcuni minuti finché diventano morbidi e traslucidi.

2. Aggiungere le carote e il sedano alla pentola e cuocere per altri 5 minuti, mescolando di tanto in tanto.

3. Aggiungere i fagioli cannellini scolati e sciacquati insieme ai pomodori a cubetti con il loro succo. Mescolare bene gli ingredienti.

4. Aggiungere il brodo vegetale alla pentola, insieme alle foglie di alloro e al timo secco. Portare a ebollizione, quindi ridurre il fuoco a medio-basso e lasciar cuocere per circa 20 minuti o finché le verdure sono tenere.

5. Assaggiare e aggiustare di sale e pepe nero secondo i propri gusti.

6. Servire la zuppa di fagioli e verdure calda, guarnendo ogni porzione con un po' di prezzemolo fresco tritato.

Tabella con le informazioni nutrizionali approssimative per una porzione:

Nutriente	Quantità per porzione
Calorie	275 kcal
Grassi	6 g
Carboidrati	37 g
Proteine	14 g
Fibre	11 g
Zuccheri	8 g

Zuppa di Farro e Orzo con Verdure

Grado di difficoltà: **Facile**   Tempi di preparazione: **45 min**

Porzioni: **4-6 persone**

Ingredienti:

- 1 tazza di farro perlato

- 1 tazza di orzo

- 1 carota, tagliata a cubetti

- 1 sedano, tagliato a cubetti

- 1 cipolla, tritata

- 2 spicchi di aglio, tritati

- 1 patata, tagliata a cubetti

- 1 zucchina, tagliata a cubetti

- 1 lattina (400 g) di pomodori a pezzetti

- 6 tazze di brodo vegetale

- 2 cucchiai di olio d'oliva

- Sale e pepe nero q.b.

- Foglie di basilico fresco per guarnire (opzionale)

Fasi di preparazione:

1. In una pentola capiente, scalda l'olio d'oliva a fuoco medio. Aggiungi la cipolla tritata e l'aglio e soffriggi finché sono morbidi e leggermente dorati.

2. Aggiungi le carote, il sedano, la patata e la zucchina a cubetti nella pentola. Soffriggi le verdure per alcuni minuti finché iniziano a ammorbidirsi.

3. Aggiungi il farro e l'orzo nella pentola e mescola per distribuirli tra le verdure.

4. Versa i pomodori a pezzetti e il brodo vegetale nella pentola. Porta a ebollizione.

5. Riduci il fuoco a medio-basso, copri la pentola con un coperchio e lascia cuocere la zuppa per 30-40 minuti o finché il farro e l'orzo sono cotti e le verdure sono tenere.

6. Aggiusta di sale e pepe nero a piacere.

7. Servi la zuppa di farro e orzo calda. Puoi guarnirla con foglie di basilico fresco se desideri.

Tabella con le informazioni nutrizionali approssimative per una porzione:

Nutriente	Quantità per porzione
Calorie	270 kcal
Grassi	5 g
Carboidrati	47 g
Proteine	9 g
Fibre	8 g
Zuccheri	6 g

Zuppa Cremosa di Patate e Carote con Tofu

Grado di difficoltà: **Facile**   Tempi di preparazione: **45 min**

Porzioni: **4 persone**

Ingredienti:

- 3 patate medie, sbucciate e tagliate a cubetti

- 2 carote medie, sbucciate e tagliate a rondelle

- 1 cipolla, tritata

- 2 spicchi di aglio, tritati

- 400 g di tofu, tagliato a cubetti

- 4 tazze di brodo vegetale

- 1/2 tazza di latte di cocco

- 2 cucchiai di olio d'oliva

- Sale e pepe nero q.b.

- Prezzemolo fresco per guarnire (opzionale)

Fasi di preparazione:

1. In una pentola capiente, scalda l'olio d'oliva a fuoco medio. Aggiungi la cipolla tritata e l'aglio e soffriggi finché sono morbidi e leggermente dorati.

2. Aggiungi le patate e le carote tagliate nella pentola e mescola per distribuire il soffritto tra le verdure.

3. Versa il brodo vegetale nella pentola e porta a ebollizione. Riduci il fuoco a medio-basso, copri con un coperchio e lascia cuocere le verdure per 20-25 minuti o finché sono tenere e facili da frullare.

4. Aggiungi il tofu tagliato a cubetti nella pentola e continua a cuocere per altri 5 minuti.

5. Rimuovi la pentola dal fuoco e lascia intiepidire leggermente.

6. Con l'aiuto di un frullatore ad immersione, frulla le verdure e il tofu fino a ottenere una consistenza cremosa.

7. Aggiungi il latte di cocco nella zuppa e mescola bene per amalgamare gli ingredienti. Se la consistenza è troppo densa, puoi aggiungere un po' di brodo vegetale per raggiungere la consistenza desiderata.

8. Aggiusta di sale e pepe nero a piacere.

9. Servi la zuppa cremosa di patate e carote con tofu calda. Puoi guarnirla con qualche foglia di prezzemolo fresco se desideri.

Tabella con le informazioni nutrizionali approssimative per una porzione:

Nutriente	Quantità per porzione
Calorie	320 kcal
Grassi	17 g
Carboidrati	28 g
Proteine	16 g
Fibre	7 g
Zuccheri	7 g

Zuppa di Piselli e Seitan

Grado di difficoltà: **Facile**   Tempi di preparazione: **45 min**

Porzioni: **4 persone**

Ingredienti:

- 1 cipolla, tritata

- 2 spicchi di aglio, tritati

- 200 g di seitan, tagliato a cubetti

- 2 tazze di piselli freschi o surgelati

- 4 tazze di brodo vegetale

- 1/2 tazza di passata di pomodoro

- 1 cucchiaio di olio d'oliva

- 1 cucchiaino di timo secco

- 1 cucchiaino di rosmarino secco

- Sale e pepe nero q.b.

- Prezzemolo fresco per guarnire (opzionale)

Fasi di preparazione:

1. In una pentola capiente, scalda l'olio d'oliva a fuoco medio. Aggiungi la cipolla tritata e l'aglio e soffriggi finché sono morbidi e leggermente dorati.

2. Aggiungi il seitan tagliato a cubetti nella pentola e rosola per alcuni minuti fino a quando diventa leggermente dorato.

3. Aggiungi i piselli freschi o surgelati nella pentola e mescola per distribuire il soffritto tra gli ingredienti.

4. Versa il brodo vegetale nella pentola e porta a ebollizione. Riduci il fuoco a medio-basso, copri con un coperchio e lascia cuocere la zuppa per 15-20 minuti o finché i piselli sono teneri.

5. Aggiungi la passata di pomodoro, il timo secco e il rosmarino secco nella pentola. Mescola bene e continua a cuocere la zuppa per altri 5 minuti.

6. Aggiusta di sale e pepe nero a piacere.

7. Servi la zuppa di piselli e seitan calda. Puoi guarnirla con qualche foglia di prezzemolo fresco se desideri.

Tabella con le informazioni nutrizionali approssimative per una porzione:

Nutriente	Quantità per porzione
Calorie	280 kcal
Grassi	7 g
Carboidrati	23 g
Proteine	22 g
Fibre	7 g
Zuccheri	5 g

Zuppa Cremosa di Patate e Carote con Tofu

Grado di difficoltà: **Facile**   Tempi di preparazione: **45 min**

Porzioni: **4 persone**

Ingredienti:

- 2 tazze di mais fresco o surgelato

- 1 cipolla, tritata

- 2 patate medie, tagliate a cubetti

- 2 carote medie, tagliate a rondelle sottili

- 4 tazze di brodo vegetale

- 1 tazza di latte di cocco

- 2 cucchiai di olio d'oliva

- 1 cucchiaino di curcuma in polvere

- 1/2 cucchiaino di paprika affumicata

- Sale e pepe nero q.b.

- Prezzemolo fresco per guarnire (opzionale)

Fasi di preparazione:

1. In una pentola capiente, scalda l'olio d'oliva a fuoco medio. Aggiungi la cipolla tritata e soffriggi finché è morbida e traslucida.

2. Aggiungi le patate e le carote tagliate nella pentola e mescola per alcuni minuti per farle insaporire leggermente.

3. Versa il brodo vegetale nella pentola e porta a ebollizione. Riduci il fuoco a medio-basso, copri con un coperchio e lascia cuocere la zuppa per circa 15-20 minuti o finché le patate e le carote sono tenere.

4. Aggiungi il mais nella pentola e continua a cuocere la zuppa per altri 5 minuti.

5. Aggiungi il latte di cocco, la curcuma in polvere e la paprika affumicata nella pentola. Mescola bene per amalgamare gli ingredienti e lascia cuocere per altri 2-3 minuti.

6. Aggiusta di sale e pepe nero a piacere.

7. Servi la zuppa di mais calda. Puoi guarnirla con qualche foglia di prezzemolo fresco se desideri.

Tabella con le informazioni nutrizionali approssimative per una porzione:

Nutriente	Quantità per porzione
Calorie	280 kcal
Grassi	11 g
Carboidrati	38 g
Proteine	7 g
Fibre	7 g
Zuccheri	11 g

Piatti Principali

Lasagne Vegetariane

Grado di difficoltà: **Medio**   Tempi di preparazione: **60 min**

Porzioni: **4-6 persone**

Ingredienti:

- 250 g di pasta per lasagne (preconfezionata o fatta in casa)

- 300 g di spinaci freschi

- 250 g di funghi champignon, affettati

- 400 g di salsa di pomodoro

- 250 g di ricotta di latte vaccino o vegetale (a base di soia o mandorle)

- 150 g di formaggio grattugiato (a base di latte vaccino o vegetale)

- 1 spicchio d'aglio, tritato finemente

- 1 cucchiaio di olio d'oliva

- 1 cucchiaino di origano secco

- Sale e pepe nero q.b.

Fasi di preparazione:

1. *Preparazione degli spinaci.* Lavare gli spinaci freschi sotto acqua corrente e sbollentarli in una pentola di acqua bollente salata per circa 1-2 minuti. Scolarli e lasciarli raffreddare, quindi strizzarli per eliminare l'acqua in eccesso. Tritarli grossolanamente.

2. *Preparazione dei funghi.* In una padella, scaldare l'olio d'oliva e aggiungere lo spicchio d'aglio tritato. Farlo rosolare leggermente e aggiungere i funghi affettati. Cuocere i funghi fino a quando saranno teneri e avranno rilasciato il loro liquido. Aggiustare di sale e pepe nero a piacere.

3. *Preparazione della ricotta.* In una ciotola, mescolare la ricotta con metà del formaggio grattugiato e l'origano secco. Aggiustare di sale e pepe nero a piacere.

4. *Montaggio delle lasagne.* In una teglia rettangolare, stendere uno strato sottile di salsa di pomodoro sul fondo. Disporre uno strato di pasta per lasagne sopra la salsa, seguito da uno strato di spinaci, funghi e un po' di salsa di pomodoro. Aggiungere un po' di ricotta spalmata sulle verdure e coprire con un altro strato di pasta. Ripetere l'operazione fino a esaurimento degli ingredienti, terminando con uno strato di pasta e salsa di pomodoro.

5. *Cottura.* Coprire la teglia con carta stagnola e cuocere in forno preriscaldato a 180°C per circa 30-35 minuti, fino a quando la pasta sarà cotta e il formaggio fuso.

6. *Servizio.* Una volta pronte, lasciare riposare le lasagne per alcuni minuti prima di servire. Cospargere la superficie con il restante formaggio grattugiato e servire calde.

Tabella con le informazioni nutrizionali approssimative per una porzione:

Nutriente	Quantità per porzione
Calorie	450 kcal
Grassi	18 g
Carboidrati	45 g
Proteine	22 g
Fibre	6 g
Zuccheri	7 g

Risotto ai Funghi

Grado di difficoltà: **Medio**   Tempi di preparazione: **30 min**

Porzioni: **4 persone**

Ingredienti:

- 320 g di riso Arborio o Carnaroli

- 250 g di funghi misti (porcini, champignon, etc.), puliti e affettati

- 1 cipolla media, tritata finemente

- 2 cucchiai di olio d'oliva extra vergine

- 1/2 tazza di vino bianco secco

- 1,2 litri di brodo vegetale caldo

- 50 g di formaggio Parmigiano Reggiano grattugiato (o formaggio vegetale)

- 2 cucchiai di burro (o burro vegetale)

- 1 cucchiaio di prezzemolo fresco, tritato finemente

- Sale e pepe nero q.b.

Fasi di preparazione:

1. *Preparazione dei funghi.* Pulire i funghi con un panno umido o un pennello per eliminare eventuali residui di terra. Tagliarli a fettine sottili.

2. *Preparazione della cipolla.* Tritare finemente la cipolla.

3. *Cottura dei funghi e cipolla.* In una pentola grande, scaldare l'olio d'oliva. Aggiungere la cipolla tritata e farla rosolare fino a renderla traslucida. Aggiungere i funghi affettati e cuocere fino a quando saranno dorati e avranno rilasciato il loro liquido.

4. *Tostatura del riso.* Aggiungere il riso nella pentola con i funghi e mescolare bene per farlo tostare leggermente.

5. *Sfumatura con il vino bianco.* Versare il vino bianco nella pentola e mescolare fino a quando sarà completamente assorbito dal riso.

6. *Cottura del risotto.* Aggiungere il brodo vegetale caldo, un mestolo alla volta, mescolando continuamente e attendendo che il liquido venga assorbito prima di aggiungerne altro. Continuare questa operazione per circa 18-20 minuti o fino a quando il riso sarà cotto al dente e il risotto avrà raggiunto una consistenza cremosa.

7. *Mantecatura.* Spegnere il fuoco e aggiungere il formaggio Parmigiano grattugiato e il burro. Mescolare energicamente per amalgamare gli ingredienti e rendere il risotto cremoso.

8. *Condimento finale.* Aggiustare di sale e pepe nero a piacere. Cospargere il risotto con il prezzemolo tritato per un tocco aromatico.

9. Servizio. Distribuire il risotto ai funghi nei piatti da portata e servire caldo come piatto principale delizioso e ricco di sapori.

Tabella con le informazioni nutrizionali approssimative per una porzione:

Nutriente	Quantità per porzione
Calorie	430 kcal
Grassi	13 g
Carboidrati	65 g
Proteine	9 g
Fibre	5 g
Zuccheri	3 g

Burger di Quinoa e Fagioli

Grado di difficoltà: **Medio**   Tempi di preparazione: **30 min**

Porzioni: **4 persone**

Ingredienti:

- 1 tazza di quinoa cotta

- 1 tazza di fagioli neri cotti

- 1 cipolla media, tritata finemente

- 2 spicchi d'aglio, tritati finemente

- 1 carota, grattugiata

- 1 cucchiaino di cumino in polvere

- 1 cucchiaino di paprika dolce

- 1/2 cucchiaino di pepe di Cayenna (opzionale)

- 2 cucchiai di farina di ceci (o farina di grano tenero)

- 2 cucchiai di olio d'oliva

- Sale e pepe nero q.b.

- Pane per hamburger

- Condimenti e contorni a piacere (lattuga, pomodoro, cetrioli, ketchup, maionese vegana, ecc.)

Fasi di preparazione:

1. *Triturazione degli ingredienti.* In una ciotola capiente, schiacciare grossolanamente i fagioli neri cotti con una forchetta. Aggiungere la quinoa cotta, la cipolla tritata, l'aglio tritato, la carota grattugiata, il cumino, la paprika dolce, il pepe di Cayenna (se desiderato), sale e pepe nero a piacere. Mescolare bene per amalgamare gli ingredienti.

2. *Formazione dei burger.* Aggiungere la farina di ceci (o farina di grano tenero) nella ciotola e mescolare nuovamente per rendere il composto abbastanza consistente da poter formare dei burger. Prendere una porzione del composto e modellarla a forma di burger, pressandola bene con le mani.

3. *Cottura dei burger.* In una padella antiaderente, scaldare l'olio d'oliva a fuoco medio. Disporre i burger nella padella e cuocerli per circa 4-5 minuti per lato, o finché saranno dorati e croccanti.

4. *Assemblaggio del burger.* Tagliare il pane per hamburger a metà e tostarlo leggermente. Aggiungere il burger di quinoa e fagioli sulla parte inferiore del pane. Aggiungere i condimenti e i contorni a piacere. Coprire con l'altra metà del pane.

5. *Servizio.* Servire i burger di quinoa e fagioli caldi con patatine fritte o insalata per un pasto gustoso e sostanzioso.

Tabella con le informazioni nutrizionali approssimative per una porzione:

Nutriente	Quantità per porzione
Calorie	280 kcal
Grassi	9 g
Carboidrati	38 g
Proteine	9 g
Fibre	8 g
Zuccheri	3 g

Pad Thai Vegano

Grado di difficoltà: **Medio**   Tempi di preparazione: **30 min**

Porzioni: **2-4 persone**

Ingredienti:

- 200 g di spaghetti di riso

- 200 g di tofu, tagliato a cubetti

- 2 cucchiai di olio di sesamo

- 1 cipolla rossa, tagliata a fette sottili

- 2 spicchi d'aglio, tritati finemente

- 1 carota grande, tagliata a julienne

- 1 peperone rosso, tagliato a julienne

- 100 g di germogli di soia

- 3 cucchiai di salsa di soia (o salsa tamari per una versione senza glutine)

- 2 cucchiai di zucchero di canna

- 2 cucchiai di aceto di riso

- 1 limone, spremuto

- 2 cucchiai di salsa di peperoncino (opzionale per un tocco piccante)

- 1/4 di tazza di anacardi tritati

- 2 cucchiai di prezzemolo fresco tritato

- Pepe nero q.b.

- Cipollotto verde tagliato a rondelle per guarnire

- Spicchi di limone per guarnire

Fasi di preparazione:

1. Cottura degli spaghetti di riso. Seguire le istruzioni sulla confezione per la cottura degli spaghetti di riso. Scolarli e risciacquarli con acqua fredda per fermare la cottura. Metterli da parte.

2. Preparazione del tofu. In una padella antiaderente, scaldare 1 cucchiaio di olio di sesamo a fuoco medio-alto. Aggiungere i cubetti di tofu e cuocerli fino a doratura su tutti i lati. Metterli da parte.

3. Preparazione del condimento. In una ciotola, mescolare la salsa di soia, lo zucchero di canna, l'aceto di riso, il succo di limone e la salsa di peperoncino (se desiderato). Mescolare bene fino a ottenere un condimento omogeneo.

4. Saltare gli ingredienti. Nella stessa padella in cui hai cotto il tofu, scaldare l'altro cucchiaio di olio di sesamo a fuoco medio. Aggiungere la cipolla rossa e l'aglio tritato e farli rosolare finché diventano morbidi.

5. Aggiunta delle verdure. Aggiungere le carote tagliate a julienne e il peperone rosso nella padella. Cuocere per alcuni minuti finché le verdure diventano tenere.

6. Unire gli spaghetti di riso e i germogli di soia alla padella con le verdure. Versare il condimento preparato sopra e mescolare bene per amalgamare gli ingredienti.

7. Aggiunta del tofu. Aggiungere i cubetti di tofu cotti nella padella e mescolare delicatamente per distribuire uniformemente il tofu.

8. Guarnizione. Cospargere gli anacardi tritati, il prezzemolo fresco e il pepe nero sopra il Pad Thai.

9. Servizio. Servire il Pad Thai Vegano caldo, guarnito con rondelle di cipollotto verde e spicchi di limone a parte per un tocco di freschezza.

Tabella con le informazioni nutrizionali approssimative per una porzione:

Nutriente	Quantità per porzione
Calorie	430 kcal
Grassi	19 g
Carboidrati	48 g
Proteine	16 g
Fibre	7 g
Zuccheri	11 g

Pizza Vegetariana

Grado di difficoltà: **Medio**   Tempi di preparazione: **2 ore**

Porzioni: **4 persone**

Ingredienti per l'impasto:

- 500 g di farina per pizza

- 7 g di lievito di birra secco (o 15 g di lievito di birra fresco)

- 1 cucchiaino di zucchero

- 300 ml di acqua tiepida

- 2 cucchiai di olio d'oliva

- 1 cucchiaino di sale

Ingredienti per il condimento:

- 200 ml di passata di pomodoro

- 1 spicchio d'aglio, tritato finemente

- 1 cucchiaino di origano secco

- Sale e pepe nero q.b.

- 1 mozzarella vegana o 150 g di formaggio vegano a piacere, tagliato a cubetti

- 1 peperone rosso, tagliato a fette sottili

- 1 zucchina, tagliata a fette sottili

- 1 melanzana, tagliata a fette sottili

- 1 cipolla rossa, affettata

- Olive nere denocciolate, q.b.

- Basilico fresco per guarnire

Fasi di preparazione:

1. *Preparazione dell'impasto.* In una ciotola, sciogliere il lievito di birra secco nell'acqua tiepida con lo zucchero. Lasciare riposare per alcuni minuti fino a quando diventa schiumoso. Aggiungere l'olio d'oliva, la farina e il sale. Impastare fino a ottenere un composto omogeneo. Coprire la ciotola con un canovaccio e lasciare lievitare in un luogo caldo per circa 1 ora o fino a quando l'impasto raddoppia di volume.

2. *Preparazione del condimento.* In una ciotola, mescolare la passata di pomodoro con l'aglio tritato, l'origano, il sale e il pepe nero. Mescolare bene per ottenere una salsa omogenea.

3. *Stendere l'impasto.* Dividere l'impasto in 2 o 4 parti, a seconda delle dimensioni delle pizze desiderate. Stendere ciascuna parte su una superficie infarinata con un matterello, fino a ottenere una forma rotonda o rettangolare.

4. *Condimento delle pizze.* Spalmare la salsa di pomodoro preparata su ogni base di pizza. Aggiungere i cubetti di mozzarella vegana o il formaggio vegano scelto. Distribuire uniformemente le fette di peperone, zucchina, melanzana, cipolla rossa e olive nere sulle pizze.

5. *Cottura.* Preriscaldare il forno a 220°C (425°F). Trasferire le pizze su una teglia leggermente infarinata o su una pietra refrattaria e cuocere in forno per circa 15-20 minuti o finché i bordi della pizza sono dorati e croccanti.

6. *Guarnizione.* Guarnire le pizze con foglie di basilico fresco per un tocco aromatico.

7. *Servizio.* Servire la Pizza Vegetariana calda, tagliata a spicchi, come delizioso piatto principale per una cena informale o per una serata tra amici.

Tabella con le informazioni nutrizionali approssimative per una porzione:

Nutriente	Quantità per porzione
Calorie	435 kcal
Grassi	16 g
Carboidrati	53 g
Proteine	11 g
Fibre	6 g
Zuccheri	7 g

Burritos Vegetariani

Grado di difficoltà: **Medio**   Tempi di preparazione: **30 min**

Porzioni: **4 persone**

Ingredienti per i burritos:

- 4 tortillas di farina grandi

- 1 tazza di riso bianco o integrale, cotto

- 1 tazza di fagioli neri o rossi cotti e scolati

- 1 tazza di mais dolce in scatola, scolato

- 1 peperone rosso, tagliato a striscioline

- 1 cipolla media, tagliata a fette sottili

- 1 avocado maturo, tagliato a fette

- 1 tazza di formaggio vegano grattugiato

- 1 tazza di salsa di pomodoro

- 1 cucchiaino di cumino in polvere

- 1 cucchiaino di paprika

- 1/2 cucchiaino di peperoncino in polvere (facoltativo)

- Sale e pepe nero q.b.

- Olio d'oliva per la cottura

Ingredienti per la guarnizione:

- Salsa di avocado (guacamole)

- Salsa di pomodoro

- Crema di yogurt vegana

- Coriandolo fresco, tritato

- Lime, tagliato a spicchi

Fasi di preparazione:

1. *Preparazione del ripieno.* In una padella, scaldare un filo d'olio d'oliva e rosolare la cipolla e il peperone fino a quando sono morbidi. Aggiungere i fagioli cotti, il mais, il riso cotto, il cumino, la paprika, il peperoncino (se desiderato), sale e pepe nero. Mescolare bene e cuocere per alcuni minuti finché tutti gli ingredienti sono ben amalgamati.

2. *Preparazione dei burritos.* Riscaldare brevemente le tortillas in una padella o nel microonde per renderle morbide e flessibili. Distribuire il ripieno al centro di ciascuna tortilla. Aggiungere le fette di avocado e una generosa quantità di formaggio vegano grattugiato.

3. *Chiusura dei burritos.* Piegare i lati delle tortillas verso l'interno e poi arrotolarle delicatamente per chiudere i burritos.

4. *Cottura dei burritos.* In una padella leggermente unta di olio d'oliva, cuocere i burritos da entrambi i lati finché sono dorati e il formaggio vegano è fuso.

5. *Guarnizione.* Servire i burritos caldi e guarnirli con salsa di avocado (guacamole), salsa di pomodoro, crema di yogurt vegana, coriandolo fresco tritato e spicchi di lime.

6. *Servizio.* Servire i Burritos Vegetariani come piatto principale gustoso e sostanzioso, perfetto per un pranzo o una cena informale.

Tabella con le informazioni nutrizionali approssimative per una porzione:

Nutriente	Quantità per porzione
Calorie	480 kcal
Grassi	17 g
Carboidrati	62 g
Proteine	13 g
Fibre	9 g
Zuccheri	6 g

Gnocchi di Patate con Pesto di Basilico

Grado di difficoltà: **Medio**   Tempi di preparazione: **45 min**

Porzioni: **4 persone**

Ingredienti per gli gnocchi:

- 800 g di patate, sbucciate e tagliate a pezzi

- 200 g di farina (più extra per infarinare)

- 1 cucchiaino di sale

- Pepe nero q.b.

Ingredienti per il pesto di basilico:

- 2 tazze di foglie di basilico fresco

- 1/2 tazza di noci o pinoli

- 1/2 tazza di formaggio vegano (ad es. formaggio vegano a base di anacardi o lievito alimentare) - opzionale per versione vegana

- 2 spicchi di aglio

- 1/2 tazza di olio d'oliva extra vergine

- Succo di 1/2 limone

- Sale q.b.

Ingredienti per la guarnizione:

- Formaggio vegano grattugiato (opzionale)

- Basilico fresco, tritato

- Pepe nero macinato fresco

Fasi di preparazione:

1. *Preparazione degli gnocchi.* In una pentola con acqua salata in ebollizione, cuocere le patate fino a quando sono morbide e facilmente forate con una forchetta. Scolarle e lasciarle raffreddare leggermente. Passare le patate cotte attraverso uno schiacciapatate o schiacciarle con una forchetta per ottenere una consistenza liscia.

2. *Impasto degli gnocchi.* Su una superficie infarinata, mettere le patate schiacciate e aggiungere la farina, il sale e pepe nero. Lavorare l'impasto con le mani fino a ottenere una palla omogenea e morbida. Se l'impasto è troppo appiccicoso, aggiungere un po' di farina in più.

3. *Formatura degli gnocchi.* Dividere l'impasto in piccole porzioni e rotolarle con le mani per formare dei cordoncini dello spessore di un dito. Tagliare i cordoncini in pezzetti di circa 2 cm.

4. *Preparazione del pesto di basilico.* In un frullatore o robot da cucina, mettere le foglie di basilico, le noci o i pinoli, il formaggio vegano (se usato), gli spicchi di aglio, l'olio d'oliva, il succo di limone e un pizzico di sale. Frullare fino a ottenere una consistenza omogenea e cremosa. Aggiustare il sale a piacere.

5. *Cottura degli gnocchi.* Portare a ebollizione una pentola d'acqua salata. Aggiungere gli gnocchi e cuocerli fino a quando vengono a galla (circa 2-3 minuti). Scolarli con una schiumarola e trasferirli in una ciotola.

6. *Condimento degli gnocchi.* Versare il pesto di basilico sugli gnocchi e mescolare delicatamente per distribuire il condimento in modo uniforme.

7. *Guarnizione.* Se desideri, puoi aggiungere formaggio vegano grattugiato, basilico fresco tritato e un po' di pepe nero macinato fresco come guarnizione.

8. *Servizio.* Servire gli Gnocchi di Patate con Pesto di Basilico come piatto principale sfizioso e profumato, ideale per una cena speciale o una serata in compagnia.

Tabella con le informazioni nutrizionali approssimative per una porzione:

Nutriente	Quantità per porzione
Calorie	420 kcal
Grassi	21 g
Carboidrati	48 g
Proteine	9 g
Fibre	5 g
Zuccheri	2 g

Ramen Vegetariano

Grado di difficoltà: **Medio**   Tempi di preparazione: **30 min**

Porzioni: **4 persone**

Ingredienti per il brodo:

- 1 litro di brodo vegetale (fatto in casa o preparato con dado vegetale)

- 1 cipolla, tagliata a metà

- 4 spicchi di aglio, schiacciati

- 1 pezzo di zenzero fresco (circa 5 cm), tagliato a fette sottili

- 2 cucchiai di miso (pasta di soia fermentata)

- 2 cucchiai di salsa di soia

- 1 cucchiaio di olio di sesamo

Per la zuppa:

- 200 g di noodles di ramen (o altra pasta lunga)

- 200 g di tofu tagliato a cubetti

- 2 carote, tagliate a fettine sottili

- 200 g di funghi shiitake, tagliati a fettine

- 2 cucchiai di olio di cocco

- 2 cucchiai di salsa di soia

- 2 cucchiai di aceto di riso

- 2 cucchiai di sciroppo d'acero o zucchero di canna

- 2 cucchiai di olio di sesamo

- 4 cipollotti, tagliati a fettine sottili per guarnire

- 1 alga nori, tagliata a striscioline per guarnire (opzionale)

Fasi di preparazione:

1. *Preparazione del brodo.* In una pentola grande, scaldare l'olio di sesamo a fuoco medio. Aggiungere la cipolla, l'aglio e lo zenzero e farli rosolare per alcuni minuti fino a quando diventano fragranti. Aggiungere il brodo vegetale e portare a ebollizione. Ridurre la fiamma e far cuocere il brodo a fuoco lento per circa 15-20 minuti.

2. *Preparazione della zuppa.* In una padella, scaldare l'olio di cocco a fuoco medio. Aggiungere il tofu tagliato a cubetti e farlo rosolare fino a quando diventa dorato e croccante. Rimuovere il tofu dalla padella e metterlo da parte.

3. Nella stessa padella, aggiungere le carote e i funghi shiitake. Farli saltare per qualche minuto fino a quando si ammorbidiscono leggermente. Aggiungere la salsa di soia, l'aceto di riso e lo sciroppo d'acero o zucchero di canna e far cuocere per altri 2-3 minuti.

4. *Cottura dei noodles.* Nel frattempo, cuocere i noodles di ramen seguendo le istruzioni sulla confezione. Scolarli e sciacquarli con acqua fredda per fermare la cottura.

5. *Completamento della zuppa.* Aggiungere il miso e la salsa di soia al brodo vegetale e mescolare bene per sciogliere il miso. Aggiungere il tofu e le verdure saltate nella zuppa. Lasciare cuocere a fuoco lento per alcuni minuti per amalgamare i sapori.

6. *Condimento finale.* Aggiungere l'olio di sesamo alla zuppa per arricchire il sapore.

7. *Servizio.* Dividere i noodles cotti nelle ciotole da portata. Versare il brodo con tofu e verdure sopra i noodles. Guarnire con fettine di cipollotto e striscioline di alga nori (se usato).

Tabella con le informazioni nutrizionali approssimative per una porzione:

Nutriente	Quantità per porzione
Calorie	480 kcal
Grassi	21 g
Carboidrati	48 g
Proteine	16 g
Fibre	7 g
Zuccheri	9 g

Chili Vegetariano

Grado di difficoltà: **Medio**   Tempi di preparazione: **40 min**

Porzioni: **4-6 persone**

Ingredienti:

- 2 cucchiai di olio d'oliva

- 1 cipolla grande, tritata

- 3 spicchi di aglio, tritati

- 1 peperone rosso, tagliato a cubetti

- 1 peperone verde, tagliato a cubetti

- 1 zucchina media, tagliata a cubetti

- 2 carote medie, tagliate a cubetti

- 2 scatole (400 g ciascuna) di fagioli misti (ad esempio, fagioli neri, fagioli rossi, ceci), scolati e sciacquati

- 1 scatola (400 g) di pomodori a cubetti

- 1 tazza di brodo vegetale

- 2 cucchiai di pasta di pomodoro

- 1 cucchiaio di peperoncino in polvere

- 1 cucchiaino di cumino in polvere

- 1 cucchiaino di origano secco

- Sale e pepe nero q.b.

- 1 peperoncino piccante (opzionale, se si desidera un chili più piccante)

- Succo di 1 lime

- 2 cucchiai di coriandolo fresco tritato (per guarnire)

Fasi di preparazione:

1. *Preparazione delle verdure.* In una grande pentola, scaldare l'olio d'oliva a fuoco medio. Aggiungere la cipolla tritata e l'aglio e farli soffriggere fino a quando diventano traslucidi.

2. *Aggiunta delle verdure.* Aggiungere i peperoni, la zucchina e le carote a cubetti nella pentola. Cuocere le verdure per 5-7 minuti, fino a quando iniziano a ammorbidirsi.

3. *Aggiunta dei fagioli e dei pomodori.* Aggiungere i fagioli misti scolati, i pomodori a cubetti e il peperoncino piccante (se usato) nella pentola. Mescolare bene gli ingredienti.

4. *Preparazione del condimento.* In una piccola ciotola, mescolare la pasta di pomodoro con il peperoncino in polvere, il cumino in polvere e l'origano secco. Aggiungere il condimento nella pentola con le verdure e i fagioli.

5. *Cottura del chili.* Aggiungere il brodo vegetale alla pentola e portare il tutto a ebollizione. Ridurre la fiamma e far cuocere a fuoco lento per 20-25 minuti, finché il chili raggiunge una consistenza densa e saporita. Aggiustare di sale e pepe nero secondo il proprio gusto.

6. *Aggiunta del lime.* Spremere il succo di un lime nel chili e mescolare per ravvivare i sapori.

7. *Servizio.* Servire il chili vegetariano caldo, guarnendo ogni porzione con coriandolo fresco tritato.

Tabella con le informazioni nutrizionali approssimative per una porzione:

Nutriente	Quantità per porzione
Calorie	280 kcal
Grassi	8 g
Carboidrati	38 g
Proteine	11 g
Fibre	11 g
Zuccheri	9 g

Tagliatelle con Ragù Vegetariano

Grado di difficoltà: **Medio**   Tempi di preparazione: **70 min**

Porzioni: **4 persone**

Ingredienti:

- 300 g di tagliatelle (o pasta a piacere)

- 2 cucchiai di olio d'oliva

- 1 cipolla grande, tritata finemente

- 2 spicchi di aglio, tritati

- 2 carote medie, tagliate a cubetti piccoli

- 2 gambi di sedano, tagliati a cubetti piccoli

- 200 g di funghi (ad esempio champignon), tagliati a fette

- 1 scatola (400 g) di pomodori pelati

- 2 cucchiai di concentrato di pomodoro

- 1 tazza di brodo vegetale

- 1 cucchiaino di origano secco

- 1 cucchiaino di timo secco

- Sale e pepe nero q.b.

- 1 pizzico di peperoncino rosso in polvere (opzionale, se si desidera un ragù leggermente piccante)

- Formaggio grattugiato (opzionale, per guarnire)

Fasi di preparazione:

1. *Preparazione delle verdure.* In una grande padella, scaldare l'olio d'oliva a fuoco medio. Aggiungere la cipolla tritata e l'aglio e farli soffriggere fino a quando diventano traslucidi.

2. *Aggiunta delle verdure.* Aggiungere le carote e il sedano tagliati a cubetti nella padella e cuocere per 5 minuti fino a quando iniziano a ammorbidirsi.

3. *Aggiunta dei funghi.* Aggiungere i funghi a fette nella padella e cuocere per altri 5 minuti fino a quando rilasciano il loro liquido e si cuociono.

4. *Preparazione del ragù.* Aggiungere i pomodori pelati schiacciati con le mani nella padella insieme al concentrato di pomodoro. Mescolare bene e aggiungere il brodo vegetale, l'origano, il timo, il peperoncino rosso (se usato), sale e pepe nero. Mescolare e lasciare cuocere a fuoco medio-basso per circa 20-25 minuti, fino a quando il ragù si addensa e sviluppa un sapore ricco.

5. *Cottura della pasta.* Nel frattempo, cuocere le tagliatelle in abbondante acqua salata seguendo le istruzioni sulla confezione. Scolarle al dente.

6. *Condimento delle tagliatelle.* Aggiungere le tagliatelle cotte al ragù vegetale nella padella e mescolare delicatamente per far amalgamare i sapori.

7. *Servizio.* Servire le tagliatelle con ragù vegetariano calde, guarnendo ogni piatto con una generosa spolverata di formaggio grattugiato (se desiderato).

Tabella con le informazioni nutrizionali approssimative per una porzione:

Nutriente	Quantità per porzione
Calorie	380 kcal
Grassi	9 g
Carboidrati	62 g
Proteine	11 g
Fibre	8 g
Zuccheri	7 g

Polpette di Melanzane con Fonduta di Formaggio

Grado di difficoltà: **Medio**   Tempi di preparazione: **50 min**

Porzioni: **4 persone**

Ingredienti per le polpette:

- 2 melanzane medie

- 1/2 tazza di pangrattato

- 1/4 di tazza di formaggio grattugiato (a piacere, ad es. Parmigiano o Pecorino)

- 2 cucchiai di prezzemolo fresco tritato

- 1 spicchio di aglio, tritato finemente

- 1 uovo (opzionale per versione vegana, si può sostituire con un legante vegano come farina di ceci)

- Sale e pepe nero q.b.

- Olio d'oliva per friggere

Ingredienti per la fonduta di formaggio:

- 1 tazza di latte vegetale (ad esempio, latte di mandorle o latte di soia)

- 1 tazza di formaggio grattugiato (a piacere, ad es. Gruyère, Emmental o formaggio vegano)

- 1 cucchiaio di burro (o olio d'oliva per versione vegana)

- 1 cucchiaio di farina

- Sale e pepe nero q.b.

Fasi di preparazione:

1. *Preparazione delle melanzane.* Lavare le melanzane e tagliarle a cubetti. Metterle in una ciotola, cospargerle di sale e lasciarle riposare per circa 15-20 minuti per far uscire l'acqua in eccesso. Poi sciacquarle e asciugarle con un canovaccio pulito.

2. *Preparazione delle polpette.* In un mixer, tritare le melanzane asciutte insieme al pangrattato, al formaggio grattugiato, al prezzemolo e all'aglio fino a ottenere un composto omogeneo. Se usi l'uovo, aggiungilo al composto e mescola bene. Aggiustare di sale e pepe nero secondo il gusto.

3. *Formazione delle polpette.* Con le mani umide, formare delle piccole polpette con il composto di melanzane e posizionarle su un piatto.

4. *Friggere le polpette.* In una padella capiente, scaldare abbondante olio d'oliva. Friggere le polpette fino a quando diventano dorate e croccanti su tutti i lati. Scolarle su carta assorbente per eliminare l'eccesso di olio.

5. *Preparazione della fonduta di formaggio.* In una piccola pentola, sciogliere il burro (o scaldare l'olio d'oliva) a fuoco medio. Aggiungere la farina e mescolare fino a formare un roux. Versare gradualmente il latte vegetale nella pentola, mescolando continuamente per evitare grumi. Aggiungere il formaggio grattugiato e mescolare fino a ottenere una consistenza cremosa e omogenea. Aggiustare di sale e pepe nero secondo il gusto.

6. *Servizio.* Disporre le polpette di melanzane su un piatto da portata e servirle accompagnate dalla fonduta di formaggio.

Tabella con le informazioni nutrizionali approssimative per una porzione:

Nutriente	Quantità per porzione
Calorie	320 kcal
Grassi	18 g
Carboidrati	28 g
Proteine	11 g
Fibre	5 g
Zuccheri	7 g

Melanzane a Barchetta Ripiene

Grado di difficoltà: **Medio**　　　　Tempi di preparazione: **50 min**

Porzioni: **4 persone**

Ingredienti:

- 2 grandi melanzane

- 1 tazza di quinoa precotta

- 1/2 cipolla, tritata finemente

- 2 spicchi di aglio, tritati finemente

- 1 zucchina media, tagliata a cubetti

- 1 peperone rosso, tagliato a cubetti

- 1 tazza di pomodori ciliegini, tagliati a metà

- 1/2 tazza di formaggio grattugiato (ad esempio, parmigiano o pecorino) (opzionale per versione vegana)

- 2 cucchiai di olio d'oliva

- 1 cucchiaio di prezzemolo fresco, tritato

- Sale e pepe nero q.b.

Fasi di preparazione:

1. Preparazione delle melanzane. Tagliare le melanzane a metà per il lungo e svuotarle delicatamente con un cucchiaio, formando delle barchette. Conservare la polpa delle melanzane che hai tolto per

utilizzarla in seguito. Condisci le barchette di melanzane con un po'
di sale e mettile a testa in giù per farle perdere l'acqua in eccesso.

2. Cottura della quinoa. Prepara la quinoa seguendo le istruzioni sulla
confezione. In genere, devi bollire 2 tazze di acqua salata, aggiungere
la quinoa e cuocere a fuoco medio-basso per circa 15-20 minuti fino
a quando la quinoa è cotta e ha assorbito tutta l'acqua.

3. Preparazione del ripieno. In una padella capiente, scaldare l'olio
d'oliva a fuoco medio. Aggiungere la cipolla tritata e l'aglio e farli
rosolare fino a quando sono morbidi e traslucidi. Aggiungere la polpa
di melanzane che hai precedentemente conservato e farla cuocere fino
a quando diventa tenera. Aggiungere poi la zucchina e il peperone e
cuocere fino a quando le verdure sono tenere. Infine, aggiungere i
pomodori ciliegini e farli cuocere per qualche minuto.

4. Completamento del ripieno. Unire la quinoa cotta alle verdure nella
padella. Mescolare bene e aggiustare di sale e pepe nero secondo il
gusto. Aggiungere il prezzemolo tritato e il formaggio grattugiato (se
desiderato). Mescolare nuovamente fino a quando tutti gli ingredienti
sono ben combinati.

5. Riempimento delle melanzane. Riempi le barchette di melanzane
con il ripieno preparato, compattando leggermente il composto.

6. Cottura delle melanzane ripiene. Disporre le melanzane ripiene su
una teglia foderata di carta da forno. Cuocere in forno preriscaldato a
180°C per circa 20-25 minuti o fino a quando le melanzane sono
morbide e leggermente dorati.

7. Servizio. Servire le melanzane a barchetta ripiene calde come piatto
principale accompagnate da una fresca insalata o da verdure grigliate.

Tabella con le informazioni nutrizionali approssimative per una porzione:

Nutriente	Quantità per porzione
Calorie	280 kcal
Grassi	11 g
Carboidrati	32 g
Proteine	9 g
Fibre	7 g
Zuccheri	6 g

Carpaccio di Zucchine e Feta al Forno

Grado di difficoltà: **Medio**   Tempi di preparazione: **30 min**

Porzioni: **2-4 persone**

Ingredienti:

- 3 zucchine medie, lavate e affettate sottilmente

- 100 g di formaggio feta, sbriciolato

- 2 cucchiai di olio d'oliva extra vergine

- Succo di 1/2 limone

- 1 spicchio di aglio, tritato finemente

- 1 cucchiaio di prezzemolo fresco, tritato

- Sale e pepe nero q.b.

Fasi di preparazione:

1. Preparazione delle zucchine. Lavare le zucchine e tagliare le estremità. Affettarle sottilmente con l'aiuto di una mandolina o di un coltello affilato, cercando di ottenere delle fette il più sottili possibile.

2. Preparazione della marinata. In una ciotola, mescolare l'olio d'oliva extra vergine, il succo di limone, l'aglio tritato e il prezzemolo fresco. Aggiustare di sale e pepe nero secondo il gusto.

3. Marinatura delle zucchine. Mettere le fette di zucchine nella ciotola con la marinata e mescolare delicatamente in modo che le zucchine siano ben condite. Lasciare marinare per circa 5-10 minuti.

4. Cottura delle zucchine e feta al forno. Preriscaldare il forno a 180°C. Disporre le fette di zucchine marinate su una teglia foderata con carta da forno. Distribuire uniformemente sopra le zucchine il formaggio feta sbriciolato.

5. Cottura al forno. Cuocere in forno preriscaldato per circa 10-15 minuti o fino a quando le zucchine sono morbide e il formaggio feta si è leggermente sciolto.

6. Servizio. Servire il carpaccio di zucchine e feta al forno caldo come antipasto o contorno saporito. Decorare con qualche foglia di prezzemolo fresco per una presentazione accattivante.

Tabella con le informazioni nutrizionali approssimative per una porzione:

Nutriente	Quantità per porzione
Calorie	160 kcal
Grassi	13 g
Carboidrati	7 g
Proteine	6 g
Fibre	3 g
Zuccheri	5 g

Patata Ripiena Autunnale

Grado di difficoltà: **Medio**   Tempi di preparazione: **90 min**

Porzioni: **2 persone**

Ingredienti:

- 2 patate medie

- 1 cucchiaio di olio d'oliva

- 1/2 cipolla, tritata finemente

- 1/2 tazza di funghi misti (es. champignon, porcini, shiitake), tagliati a fette

- 1/2 tazza di zucca a cubetti

- 1/4 di tazza di formaggio di capra, sbriciolato (opzionale per versione vegan)

- 1/4 di tazza di noci, tritate grossolanamente

- 2 cucchiai di prezzemolo fresco, tritato

- Sale e pepe nero q.b.

Fasi di preparazione:

1. Preriscaldare il forno a 200°C.

2. Lavare accuratamente le patate sotto acqua corrente e asciugarle con un canovaccio. Con l'aiuto di una forchetta, praticare alcune forature sulla superficie delle patate.

3. Disporre le patate su una teglia foderata con carta da forno e cuocerle in forno preriscaldato per circa 1 ora o fino a quando sono tenere quando punzecchiate con una forchetta.

4. Nel frattempo, in una padella, scaldare l'olio d'oliva e aggiungere la cipolla tritata. Far soffriggere per alcuni minuti finché la cipolla diventa traslucida.

5. Aggiungere i funghi e la zucca a cubetti nella padella con la cipolla e cuocere per circa 5-7 minuti o finché le verdure sono morbide. Aggiustare di sale e pepe nero secondo il gusto.

6. Una volta cotte, togliere le patate dal forno e farle intiepidire leggermente.

7. Tagliare una parte superiore delle patate e svuotarle delicatamente con un cucchiaino, cercando di mantenere la forma delle barchette di patate.

8. In una ciotola, unire la polpa delle patate svuotate alle verdure saltate in padella, aggiungere il formaggio di capra sbriciolato (se desiderato) e le noci tritate. Mescolare bene gli ingredienti.

9. Riempire le barchette di patate con il composto di verdure e formaggio.

10. Rimettere le patate ripiene nella teglia e cuocere in forno per ulteriori 10-15 minuti o finché il formaggio si è leggermente sciolto e le patate hanno raggiunto una leggera doratura.

11. Servire le patate ripiene autunnali calde, spolverate con il prezzemolo tritato come guarnizione.

Tabella con le informazioni nutrizionali approssimative per una porzione:

Nutriente	Quantità per porzione
Calorie	160 kcal
Grassi	13 g
Carboidrati	7 g
Proteine	6 g
Fibre	3 g
Zuccheri	5 g

Stir-Fry di Seitan con Verdure

Grado di difficoltà: **Facile**   Tempi di preparazione: **30 min**

Porzioni: **2-3 persone**

Ingredienti:

- 200 g di seitan, tagliato a strisce sottili

- 1 peperone rosso, tagliato a strisce sottili

- 1 peperone giallo, tagliato a strisce sottili

- 1 cipolla, tagliata a fette sottili

- 1 carota, tagliata a julienne

- 100 g di germogli di soia

- 2 cucchiai di olio di sesamo (o olio d'oliva)

- 2 cucchiai di salsa di soia (o tamari per versione senza glutine)

- 2 cucchiai di sciroppo d'acero (o altro dolcificante)

- 1 cucchiaio di maizena (amido di mais) o fecola di patate

- 1 cucchiaio di zenzero fresco grattugiato

- 2 spicchi d'aglio, tritati

- 1/4 di cucchiaino di peperoncino rosso in polvere (facoltativo)

- Sale e pepe nero q.b.

- 2 cucchiai di cipollotto o prezzemolo fresco tritato per guarnire

Fasi di preparazione:

1. In una ciotola, mescolare la salsa di soia, lo sciroppo d'acero, la maizena (o fecola di patate) e il peperoncino rosso in polvere (se desiderato) fino a ottenere una marinata.

2. Aggiungere il seitan nella ciotola con la marinata e mescolare bene per farlo assorbire. Lasciare marinare il seitan per almeno 10 minuti.

3. In una grande padella o wok, scaldare l'olio di sesamo a fuoco medio-alto. Aggiungere l'aglio e lo zenzero grattugiato e farli soffriggere fino a quando rilasciano il loro aroma.

4. Aggiungere la cipolla tagliata e farla rosolare fino a quando diventa traslucida.

5. Aggiungere i peperoni e la carota tagliati e cuocere per alcuni minuti fino a quando le verdure diventano tenere ma croccanti.

6. Aggiungere i germogli di soia e il seitan marinato alla padella e cuocere per ulteriori 2-3 minuti, mescolando di tanto in tanto.

7. Aggiustare di sale e pepe nero secondo il gusto.

8. Una volta che il seitan e le verdure sono ben cotti, togliere la padella dal fuoco.

9. Servire lo stir-fry di seitan con verdure caldo, guarnendo con cipollotto o prezzemolo fresco tritato.

Tabella con le informazioni nutrizionali approssimative per una porzione:

Nutriente	Quantità per porzione
Calorie	320 kcal
Grassi	11 g
Carboidrati	32 g
Proteine	22 g
Fibre	7 g
Zuccheri	11 g

Dessert e Dolci

Torta al Cioccolato

Grado di difficoltà: **Medio**   Tempi di preparazione: **65 min**

Porzioni: **8 persone**

Ingredienti:

- 200 g di cioccolato fondente

- 150 g di burro vegetale

- 200 g di zucchero di canna

- 4 uova (per versione vegana, sostituire con 200 g di yogurt di soia)

- 150 g di farina 00

- 30 g di cacao amaro in polvere

- 1 bustina di lievito per dolci

- Una presa di sale

- Zucchero a velo (facoltativo) per decorare

Fasi di preparazione:

1. Pre-riscalda il forno a 180°C e imburra e infarina una teglia rotonda da 22-24 cm di diametro.

2. In una ciotola, rompi il cioccolato fondente a pezzetti e aggiungi il burro vegetale. Sciogli il tutto a bagnomaria o nel microonde, mescolando di tanto in tanto, fino a ottenere un composto liscio e omogeneo.

3. In una ciotola separata, sbatti le uova (o lo yogurt di soia) con lo zucchero di canna fino a ottenere un composto spumoso.

4. Aggiungi il cioccolato fuso e burro alla miscela di uova e zucchero, mescolando bene per incorporare tutti gli ingredienti.

5. Setaccia la farina, il cacao amaro, il lievito e il sale sopra il composto di cioccolato e uova. Mescola delicatamente con una spatola fino a ottenere un impasto omogeneo.

6. Versa l'impasto nella teglia preparata e livella la superficie.

7. Inforna la torta nel forno preriscaldato e cuocila per 30-35 minuti o fino a quando uno stecchino inserito al centro della torta esce pulito.

8. Sforna la torta e lasciala raffreddare completamente nella teglia prima di sformarla.

9. Se desideri, puoi decorare la torta con zucchero a velo prima di servirla.

Tabella con le informazioni nutrizionali approssimative per una porzione:

Nutriente	Quantità per porzione
Calorie	380 kcal
Grassi	22 g
Carboidrati	42 g
Proteine	7 g
Fibre	2 g
Zuccheri	28 g

Tiramisù Vegano

Grado di difficoltà: **Facile**   Tempi di preparazione: **20 min**

Porzioni: **6 persone**

Ingredienti:

- 300 g di biscotti vegani tipo savoiardi

- 400 ml di latte di mandorla (o altro latte vegetale a scelta)

- 200 g di mascarpone vegano (o crema di cocco per una versione senza lattosio)

- 50 g di zucchero di canna

- 2 cucchiai di caffè istantaneo

- 2 cucchiai di liquore al caffè (opzionale, per una versione senza alcool omettere)

- Cacao amaro in polvere per decorare

Fasi di preparazione:

1. Prepara il caffè istantaneo e lascialo raffreddare. Se desideri una versione senza caffeina, puoi utilizzare del caffè decaffeinato o sostituire con del latte vegetale non aromatizzato.

2. In una ciotola, mescola il latte di mandorla con il liquore al caffè (se usato) e metti da parte.

3. In un'altra ciotola, sbatti il mascarpone vegano con lo zucchero di canna fino a ottenere una crema liscia e omogenea.

4. Immergi velocemente i biscotti vegani nel latte di mandorla aromatizzato al caffè e disponili in uno strato uniforme sul fondo di una pirofila rettangolare o in coppette individuali.

5. Copri i biscotti con uno strato di crema di mascarpone vegano.

6. Continua alternando strati di biscotti bagnati nel latte e crema di mascarpone fino a esaurire gli ingredienti. L'ultimo strato deve essere di crema di mascarpone.

7. Copri la pirofila o le coppette con pellicola trasparente e metti il tiramisù in frigorifero per almeno 2 ore (meglio se per una notte intera) per farlo raffreddare e solidificare.

8. Prima di servire, cospargi la superficie del tiramisù vegano con abbondante cacao amaro in polvere utilizzando un setaccio per una decorazione uniforme.

9. Servi il tiramisù vegano come dolce delizioso e senza lattosio, apprezzato sia dai vegani che da chiunque voglia provare una variante più leggera e sana di questo classico dessert italiano.

Tabella con le informazioni nutrizionali approssimative per una porzione:

Nutriente	Quantità per porzione
Calorie	320 kcal
Grassi	17 g
Carboidrati	32 g
Proteine	6 g
Fibre	2 g
Zuccheri	18 g

Crostata Vegana alla Frutta

Grado di difficoltà: **Facile**   Tempi di preparazione: **90 min**

Porzioni: **6 persone**

Ingredienti per la pasta frolla vegana:

- 250 g di farina di frumento

- 100 g di zucchero di canna

- 100 g di margarina vegana

- 60 ml di latte di mandorla (o altro latte vegetale a scelta)

- Scorza grattugiata di 1 limone (opzionale)

Per la farcitura:

- Frutta fresca a scelta (fragole, mirtilli, lamponi, pesche, etc.)

- 2 cucchiai di zucchero di canna

- Succo di mezzo limone

- 1 cucchiaio di amido di mais (o fecola di patate)

Fasi di preparazione:

1. Preparazione della pasta frolla vegana: In una ciotola, mescola la farina di frumento con lo zucchero di canna e la scorza grattugiata di limone (se usata). Aggiungi la margarina vegana fredda tagliata a

cubetti e lavora il tutto con le mani fino a ottenere un composto sabbioso.

2. Aggiungi il latte di mandorla e impasta rapidamente fino a formare un panetto di pasta. Avvolgilo nella pellicola trasparente e lascialo riposare in frigorifero per almeno 30 minuti.

3. Preparazione della farcitura: Lavate e tagliate la frutta fresca a pezzi. In una ciotola, mescolate la frutta con lo zucchero di canna, il succo di limone e l'amido di mais, in modo da creare una leggera glassa.

4. Riprendi il panetto di pasta frolla dal frigorifero e dividilo in due parti: una più grande per la base e una più piccola per la decorazione.

5. Stendi la parte più grande della pasta frolla su una superficie leggermente infarinata, fino a ottenere uno spessore di circa 5 mm. Rivesti uno stampo per crostate con la pasta, eliminando l'eccesso dai bordi.

6. Versa la farcitura di frutta sulla base di pasta frolla.

7. Con la parte più piccola di pasta frolla, crea delle strisce o delle decorazioni a piacere per coprire la frutta.

8. Inforna la crostata vegana in forno preriscaldato a 180°C per circa 30 minuti o finché la pasta risulterà dorata e croccante.

9. Sforna la crostata e lasciala raffreddare prima di servirla.

Tabella con le informazioni nutrizionali approssimative per una porzione:

Nutriente	Quantità per porzione
Calorie	320 kcal
Grassi	12 g
Carboidrati	55 g
Proteine	4 g
Fibre	3 g
Zuccheri	22 g

Torta Vegana al Cioccolato

Grado di difficoltà: **Facile**   Tempi di preparazione: **45 min**

Porzioni: **8 persone**

Ingredienti:

- 200 g di farina 00 (o farina di frumento)

- 50 g di cacao amaro in polvere

- 150 g di zucchero di canna

- 1 bustina di lievito per dolci

- 1 pizzico di sale

- 200 ml di latte di mandorla (o altro latte vegetale a scelta)

- 80 ml di olio di semi di girasole

- 1 cucchiaino di estratto di vaniglia

- 100 g di gocce di cioccolato fondente (vegane)

Fasi di preparazione:

1. Preparazione dell'impasto: in una ciotola, setaccia la farina e il cacao amaro. Aggiungi lo zucchero di canna, il lievito per dolci e un pizzico di sale. Mescola bene gli ingredienti secchi.

2. Aggiungi il latte di mandorla, l'olio di semi di girasole e l'estratto di vaniglia agli ingredienti secchi. Mescola con una frusta o un cucchiaio di legno fino a ottenere un composto liscio e omogeneo.

3. Aggiungi le gocce di cioccolato fondente all'impasto e mescola per distribuirle uniformemente.

4. Preparazione della tortiera: imburra e infarina una tortiera rotonda di circa 20-22 cm di diametro (o utilizza una tortiera con rivestimento antiaderente).

5. Versa l'impasto nella tortiera preparata e livella la superficie con una spatola.

6. Cottura della torta: inforna la torta vegana al cioccolato in forno preriscaldato a 180°C per 25-30 minuti o finché uno stecchino inserito al centro esce pulito.

7. Sforna la torta e lasciala raffreddare completamente prima di servirla.

Tabella con le informazioni nutrizionali approssimative per una porzione:

Nutriente	Quantità per porzione
Calorie	280 kcal
Grassi	11 g
Carboidrati	38 g
Proteine	3 g
Fibre	2 g
Zuccheri	22 g

Torta Vegana al Cioccolato

Grado di difficoltà: **Facile**   Tempi di preparazione: **30 min**

Porzioni: **circa 15 biscotti**

Ingredienti:

- 1 tazza di fiocchi d'avena

- 3/4 di tazza di farina integrale (o farina di frumento)

- 1/2 cucchiaino di lievito per dolci

- 1/4 di cucchiaino di bicarbonato di sodio

- 1/4 di cucchiaino di sale

- 1/3 di tazza di zucchero di canna

- 1/4 di tazza di olio di cocco (o olio di semi di girasole)

- 1/4 di tazza di latte di mandorla (o altro latte vegetale a scelta)

- 1 cucchiaino di estratto di vaniglia

- 1/3 di tazza di gocce di cioccolato fondente (vegane)

Fasi di preparazione:

1. Preparazione dell'impasto: In una ciotola, mescola i fiocchi d'avena, la farina integrale, il lievito per dolci, il bicarbonato di sodio e il sale.

2. Aggiungi lo zucchero di canna, l'olio di cocco (fuso) e il latte di mandorla all'impasto secco. Mescola bene con un cucchiaio di legno fino a ottenere un composto omogeneo.

3. Aggiungi l'estratto di vaniglia e le gocce di cioccolato all'impasto e mescola per distribuirle uniformemente.

4. Formazione dei biscotti: Prendi una piccola quantità di impasto e forma delle palline. Disponi le palline di impasto su una teglia foderata con carta da forno.

5. Schiaccia leggermente ogni pallina di impasto con le dita o con il dorso di un cucchiaio per formare i biscotti.

6. Cottura dei biscotti: Inforna i biscotti vegani all'avena e cioccolato in forno preriscaldato a 180°C per 12-15 minuti o finché i bordi sono leggermente dorati.

7. Sforna i biscotti e lasciali raffreddare sulla teglia per qualche minuto prima di trasferirli su una griglia per raffreddarsi completamente.

Tabella con le informazioni nutrizionali approssimative per una porzione:

Nutriente	Quantità per porzione
Calorie	90 kcal
Grassi	4 g
Carboidrati	11 g
Proteine	1 g
Fibre	1 g
Zuccheri	4 g

Torta Vegana al Cioccolato e Avocado

Grado di difficoltà: **Medio**   Tempi di preparazione: **55 min**

Porzioni: **8 persone**

Ingredienti per la torta:

- 1 1/2 tazze di farina di frumento (o farina integrale)

- 1/2 tazza di cacao in polvere non zuccherato

- 1 cucchiaino di lievito per dolci

- 1/2 cucchiaino di bicarbonato di sodio

- 1/4 di cucchiaino di sale

- 1 avocado maturo, schiacciato

- 1 tazza di latte di mandorla (o altro latte vegetale a scelta)

- 1/2 tazza di zucchero di canna

- 1/4 di tazza di olio di cocco (o olio di semi di girasole)

- 1 cucchiaino di estratto di vaniglia

Per la glassa al cioccolato:

- 1/2 avocado maturo, schiacciato

- 1/4 di tazza di cacao in polvere non zuccherato

- 3-4 cucchiai di sciroppo d'acero (o altro dolcificante a scelta)

- 1/2 cucchiaino di estratto di vaniglia

Fasi di preparazione per la torta:

1. Preparazione dell'impasto: In una ciotola, setaccia la farina di frumento, il cacao in polvere, il lievito per dolci, il bicarbonato di sodio e il sale.

2. In un'altra ciotola, mescola l'avocado schiacciato, il latte di mandorla, lo zucchero di canna, l'olio di cocco fuso e l'estratto di vaniglia fino a ottenere un composto liscio.

3. Unisci gli ingredienti secchi con quelli liquidi e mescola fino a ottenere un impasto omogeneo.

4. Versa l'impasto in una tortiera leggermente unto e livella la superficie.

5. Cottura della torta: Inforna la torta vegana al cioccolato e avocado in forno preriscaldato a 180°C per 30-35 minuti o finché uno stuzzicadenti inserito al centro esce pulito.

6. Sforna la torta e lasciala raffreddare completamente prima di decorarla con la glassa al cioccolato.

Per la glassa al cioccolato:

1. In una ciotola, mescola l'avocado schiacciato, il cacao in polvere, lo sciroppo d'acero e l'estratto di vaniglia fino a ottenere una glassa liscia e cremosa.

2. Una volta che la torta è completamente raffreddata, spalma la glassa al cioccolato sulla superficie.

3. Decora la torta vegana al cioccolato e avocado con pezzi di avocado fresco o cioccolato fondente grattugiato, se desideri.

Tabella con le informazioni nutrizionali approssimative per una porzione:

Nutriente	Quantità per porzione
Calorie	320 kcal
Grassi	16 g
Carboidrati	42 g
Proteine	5 g
Fibre	5 g
Zuccheri	22 g

Torta Vegana al Cioccolato con Glassa al Cocco

Grado di difficoltà: **Medio**   Tempi di preparazione: **90 min**

Porzioni: **8 persone**

Ingredienti per la torta al cioccolato:

- 1 e 1/2 tazze di farina 00 (o farina di avena per versione senza glutine)

- 1 tazza di zucchero di canna

- 1/4 di tazza di cacao in polvere non zuccherato

- 1 cucchiaino di lievito in polvere

- 1 cucchiaino di bicarbonato di sodio

- 1/2 cucchiaino di sale

- 1 tazza di latte vegetale (ad esempio, latte di mandorle o di soia)

- 1/2 tazza di olio di cocco o olio vegetale

- 2 cucchiai di aceto di mele

- 1 cucchiaino di estratto di vaniglia

Per la glassa al cocco:

- 1 lattina (400 ml) di latte di cocco, refrigerato per almeno 6 ore o preferibilmente durante la notte

- 2-3 cucchiai di zucchero a velo

- 1 cucchiaino di estratto di vaniglia

Decorazione (opzionale):

- Scaglie di cioccolato fondente

- Cocco essiccato

- Frutti rossi freschi (fragole, lamponi, mirtilli) per guarnire

Fasi di preparazione per la torta al cioccolato:

1. Preriscaldare il forno a 180°C e preparare una teglia rotonda del diametro di circa 22-24 cm foderandola con carta forno.

2. In una ciotola grande, setacciare la farina, il cacao in polvere, il lievito in polvere, il bicarbonato di sodio e il sale. Aggiungere lo zucchero di canna e mescolare bene.

3. In un'altra ciotola, mescolare il latte vegetale, l'olio di cocco (fuso), l'aceto di mele e l'estratto di vaniglia.

4. Versare gli ingredienti liquidi nella ciotola con gli ingredienti secchi e mescolare fino a ottenere un composto liscio e omogeneo.

5. Versare l'impasto nella teglia preparata e livellare la superficie con una spatola.

6. Cuocere in forno preriscaldato per 30-35 minuti o fino a quando uno stuzzicadenti inserito nel centro della torta esce pulito.

7. Sfornare e lasciare raffreddare completamente prima di decorare con la glassa.

Per la glassa al cocco:

1. Prendere la lattina di latte di cocco refrigerato e aprirla senza agitare. Il latte di cocco si separerà in due strati: il liquido e la parte cremosa.

2. Prelevare solo la parte cremosa, che si trova nella parte superiore della lattina, e metterla in una ciotola.

3. Aggiungere lo zucchero a velo e l'estratto di vaniglia alla parte cremosa del latte di cocco.

4. Montare con una frusta elettrica o a mano fino a ottenere una consistenza cremosa e soffice.

Assemblaggio:

1. Una volta che la torta si è completamente raffreddata, spalmare la glassa al cocco sulla superficie della torta utilizzando una spatola o un coltello.

2. Decorare la torta con scaglie di cioccolato fondente, cocco essiccato e frutti rossi freschi, se desiderato.

3. Servire la Torta Vegana al Cioccolato con Glassa al Cocco come delizioso dessert per una festa o per concludere un pasto speciale.

Tabella con le informazioni nutrizionali approssimative per una porzione:

Nutriente	Quantità per porzione
Calorie	380 kcal
Grassi	22 g
Carboidrati	42 g
Proteine	5 g
Fibre	2 g
Zuccheri	28 g

Torta Vegana al Cioccolato con Glassa al Cocco

Grado di difficoltà: **Facile**   Tempi di preparazione: **15 min**

Porzioni: **4 persone**

Ingredienti:

- 200 g di cioccolato fondente vegano, spezzettato

- 1 lattina (400 ml) di latte di cocco, refrigerato per almeno 6 ore o preferibilmente durante la notte

- 2 cucchiai di sciroppo d'acero o dolcificante a piacere

- 1 cucchiaino di estratto di vaniglia

- Pizzico di sale

- Scaglie di cioccolato fondente o cacao in polvere per guarnire (opzionale)

Fasi di preparazione:

1. Prendere la lattina di latte di cocco refrigerato e aprirla senza agitare. Il latte di cocco si separerà in due strati: il liquido e la parte cremosa.

2. Prelevare solo la parte cremosa, che si trova nella parte superiore della lattina, e metterla in una ciotola. Conservare il liquido di cocco per un altro utilizzo.

3. In un pentolino, sciogliere il cioccolato fondente a bagnomaria o nel microonde a bassa potenza. Lasciare intiepidire.

4. Aggiungere il cioccolato fuso alla parte cremosa del latte di cocco nella ciotola.

5. Aggiungere lo sciroppo d'acero (o altro dolcificante a piacere), l'estratto di vaniglia e il pizzico di sale. Mescolare bene fino a ottenere una crema liscia e omogenea.

6. Coprire la ciotola con della pellicola trasparente e metterla in frigorifero per almeno 2 ore per far raffreddare e solidificare la mousse.

7. Dopo il periodo di raffreddamento, prendere la ciotola dal frigorifero e montare la mousse al cioccolato vegana con una frusta elettrica o a mano fino a ottenere una consistenza soffice e spumosa.

8. Trasferire la mousse al cioccolato vegana in coppette o bicchieri da dessert.

9. Guarnire con scaglie di cioccolato fondente o cacao in polvere, se desiderato.

10. Servire la Mousse al Cioccolato Vegana come dessert raffinato e goloso, perfetto da gustare dopo un pasto o per coccolarsi in un momento speciale.

Tabella con le informazioni nutrizionali approssimative per una porzione:

Nutriente	Quantità per porzione
Calorie	320 kcal
Grassi	23 g
Carboidrati	28 g
Proteine	4 g
Fibre	2 g
Zuccheri	18 g

Torta di Mele Vegana

Grado di difficoltà: **Medio**   Tempi di preparazione: **70 min**

Porzioni: **8 persone**

Ingredienti per la base della torta:

- 200 g di farina integrale

- 100 g di zucchero di canna

- 80 ml di olio di semi di girasole

- 100 ml di latte vegetale (ad esempio latte di mandorla o di soia)

- 1 cucchiaino di lievito in polvere

- 1 cucchiaino di cannella in polvere

- Pizzico di sale

Per il ripieno:

- 4 mele medie, sbucciate, eliminate il torsolo e tagliate a fette sottili

- Succo di 1/2 limone

- 2 cucchiai di zucchero di canna

- 1 cucchiaino di cannella in polvere

Fasi di preparazione:

1. Preriscaldare il forno a 180°C e preparare una teglia rotonda da 22-24 cm foderandola con carta da forno o ungendola con olio vegetale.

2. In una ciotola, mescolare la farina integrale, lo zucchero di canna, il lievito in polvere, la cannella e il pizzico di sale.

3. Aggiungere l'olio di semi di girasole e il latte vegetale alla ciotola degli ingredienti secchi e mescolare fino a ottenere un impasto omogeneo.

4. Versare l'impasto nella teglia preparata, livellandolo con una spatola.

5. In una ciotola separata, mescolare le fette di mele con il succo di limone, lo zucchero di canna e la cannella.

6. Disporre le fette di mele marinate sulla base della torta, creando uno strato uniforme.

7. Infornare la torta e cuocerla per circa 40-45 minuti o finché la superficie risulta dorata e la torta è cotta al centro. Per verificare la cottura, infilare uno stuzzicadenti al centro della torta: se esce pulito, la torta è pronta.

8. Sfornare la torta e lasciarla raffreddare completamente nella teglia.

9. Una volta raffreddata, la Torta di Mele Vegana è pronta per essere servita. Puoi guarnirla con una spolverata di zucchero a velo o accompagnare ogni fetta con una pallina di gelato vegano.

Tabella con le informazioni nutrizionali approssimative per una porzione:

Nutriente	Quantità per porzione
Calorie	280 kcal
Grassi	11 g
Carboidrati	38 g
Proteine	3 g
Fibre	3 g
Zuccheri	18 g

Gelato Vegano alla Fragola

Grado di difficoltà: **Facile**   Tempi di preparazione: **10 min**

Porzioni: **4 persone**

Ingredienti:

- 500 g di fragole fresche, lavate e senza il picciolo

- 400 ml di latte di cocco in lattina (senza aggiunta di zucchero)

- 100 g di zucchero di canna o sciroppo d'acero (aggiustare la dolcezza a piacere)

- 1 cucchiaino di estratto di vaniglia (opzionale)

- 1 cucchiaio di succo di limone

Fasi di preparazione:

1. Tagliare le fragole a pezzetti e metterle in un frullatore o robot da cucina.

2. Aggiungere il latte di cocco, lo zucchero di canna (o lo sciroppo d'acero) e l'estratto di vaniglia (se desiderato) alle fragole nel frullatore.

3. Frullare tutto insieme fino a ottenere un composto liscio e omogeneo.

4. Aggiungere il succo di limone al composto per esaltare il sapore delle fragole e mescolare bene.

5. Versare il composto in un contenitore per il gelato e coprirlo con un coperchio.

6. Mettere il contenitore in freezer per almeno 4 ore o finché il gelato non si sarà solidificato.

7. Ogni 30-60 minuti, durante le prime 2-3 ore, mescolare il gelato con un cucchiaio per evitare la formazione di cristalli di ghiaccio e ottenere una consistenza più cremosa.

8. Dopo il tempo di raffreddamento, il gelato vegano alla fragola è pronto per essere servito!

9. Guarnire con fragole fresche o altri ingredienti a piacere, come scaglie di cioccolato vegano o noci tritate.

Tabella con le informazioni nutrizionali approssimative per una porzione:

Nutriente	Quantità per porzione
Calorie	220 kcal
Grassi	18 g
Carboidrati	22 g
Proteine	3 g
Fibre	2 g
Zuccheri	18 g

Se pensi che questo libro ti sia piaciuto e ti abbia aiutato ti chiedo solo di dedicare pochi secondi a lasciare una breve recensione su Amazon!

Grazie mille

Isabella Fischer

www.ingramcontent.com/pod-product-compliance
Lightning Source LLC
Chambersburg PA
CBHW070122260726
48658CB00001B/223